O DIRETOR
FMUSP 1994-98

Luis Mir

O DIRETOR
FMUSP 1994-98

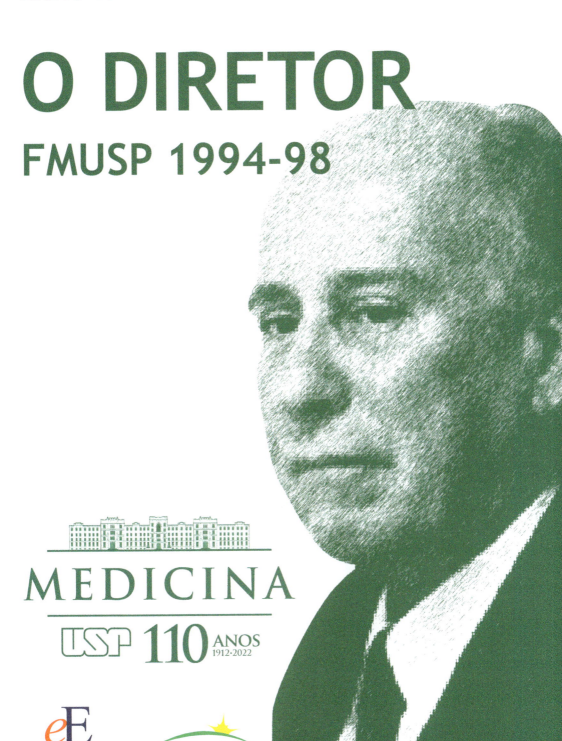

MEDICINA
USP 110 ANOS
1912-2022

editora dos Editores

CONTEÚDO ORIGINAL

O DIRETOR – FMUSP 1994-98

Produção editorial, projeto gráfico, diagramação e capa: MKX EDITORIAL

© 2023 Editora dos Editores
Todos os direitos reservados. Nenhuma parte deste livro poderá ser reproduzida, sejam quais forem os meios empregados, sem a permissão, por escrito, das editoras.
Aos infratores aplicam-se as sanções previstas nos artigos 102, 104, 106 e 107 da Lei no 9.610, de 19 de fevereiro de 998.

Editora dos Editores
São Paulo: Rua Marquês de Itu, 408 - sala 104
              Centro.
              (11) 2538-3117
Rio de Janeiro: Rua Visconde de Pirajá, 547 - sala 1121
              Ipanema.
              www.editoradoseditores.com.br

Impresso no Brasil
Printed in Brazil
1ª impressão – 2023

Este livro foi criteriosamente selecionado e aprovado por um Editor científico da área em que se inclui. A Editora dos Editores assume o compromisso de delegar a decisão da publicação de seus livros a professores e formadores de opinião com notório saber em suas respectivas áreas de atuação profissional e acadêmica, sem a interferência de seus controladores e gestores, cujo objetivo é lhe entregar o melhor conteúdo para sua formação e atualização profissional.
Desejamos-lhe uma boa leitura!

Dados Internacionais de Catalogação na Publicação (CIP)
(Câmara Brasileira do Livro, SP, Brasil)

Mir, Luis
   O diretor : FMUSP 1994-98 / Luis Mir. -- 1. ed. -- São Paulo : Editora dos Editores, 2024.

   Bibliografia
   ISBN 978-65-6103-001-4

   1. Médicos - Brasil - Biografia   2. Medicina - História - Brasil   3. Nefrologia
   4. Universidade de São Paulo. Faculdade de Medicina - História
   I. Título.

23-181715
CDD-610.92
NLM-WZ-100

Índices para catálogo sistemático:
1. Médicos : Biografia e obra   610.92
Aline Graziele Benitez - Bibliotecária - CRB-1/3129

O AUTOR

Luís Mir é pesquisador médico, historiador, autor premiado de obras de referência na literatura médica contemporânea – *Genômica* (Prêmio Jabuti Ciências da Saúde), *Guerra Civil Estado e Trauma, O Paciente – O Caso Tancredo Neves.*

INTRODUÇÃO

Não se pode falar na história da medicina do Brasil (e de São Paulo) no século XX sem falar do protagonismo da Faculdade de Medicina da Universidade de São Paulo (FMUSP). Como aparelho formador – de ensino, pesquisa, assistência – foi um norte delineador para todo os cursos de medicina do país. E nessa trajetória, hoje secular, teve respeito e reconhecimento aqui e no exterior. Mas assim como teve o papel de guia, tem também um lado reativo – conservadora até a medula – em seus catedráticos e quase totalidade de seus diretores.

E há um personagem que permite que se percorra essa história médica da FMUSP e do Hospital das Clínicas (HC) no século XX. Ele próprio se define como *professor de medicina*, no âmbito da educação médica, e *professor de nefrologia*, no campo da clínica médica. Ele nasceu em 1933. A USP foi fundada em 1933. Seu nome, **Marcello Marcondes Machado**, herdeiro de uma linhagem médica de notória relevância na medicina brasileira. Mas com luz própria. E portador de uma convicção democrática inegociável.

E a Faculdade de Medicina, a maior e mais complexa unidade da instituição, a partir daqui mencionada como FMUSP, o teria em seu seio como estudante, residente, pesquisador, professor doutor, livre docente, professor titular, diretor.[1] Faz 20 anos que ele se aposentou. Tempo ideal para analisar e mensurar em seu valor, sua obra acadêmica e clínica, seu papel transformador e rupturista. Sua obra está e ficará de pé. Democratizou, modernizou, preparou a FMUSP e por extensão, o HC para

---

[1] No dia 19 de dezembro de 1912, o Presidente da Província de São Paulo, Francisco de Paula Rodrigues Alves, assinou a promulgação da Lei nº 1.357 que instituiu a Faculdade de Medicina e Cirurgia de São Paulo e nomeou Arnaldo Augusto Vieira de Carvalho como seu Diretor. As primeiras aulas da Faculdade foram ministradas em abril de 1913 por um corpo docente composto por pesquisadores brasileiros e estrangeiros, como Alfonso Bovero, Emille Brumpt, Edmundo Xavier e Antonio Carini.

o século XXI, brindado este por ele com uma autonomia única aos seus responsáveis em toda a sua história.

Ele é um grande entre os grandes. Completou em 2023 bem vividos 90 anos. Viveu o século XX inteiro, e já está com mais de duas décadas de crédito no novo século, o XXI. Ciente do papel que desempenhou na escola onde deu os primeiros passos como aluno e onde se aposentou como professor.

Diretor da FMUSP eleito em 1994, para um mandato de quatro anos, ocuparia uma das cadeiras mais importantes da República. Uma escola que quando mexe um dedo faz a medicina brasileira inteira se sentir tocada. Sim, ela sabe do que é capaz e do dano que o país tem quando se omite. Também erra, mas felizmente não gosta de repetir o erro.

É considerado o melhor dirigente da FMUSP do pós guerra. Foi o diretor certo, no momento certo, para a escola certa. Sabia que o país necessitava dela e que não havia justificativa para que ela não o cumprisse.

Desde seus primeiros passos dentro dela, apresentou suas credenciais, para o que veio e o que pretendia. Carreira em linha reta, ascendente, com padrões éticos inegociáveis. E sempre distinguida em relação ao leito comum. Sua tese de doutoramento foi feita quando ainda era residente (R2), algo que nunca tinha acontecido na história da faculdade.

Possuidor de uma visão humanista da medicina e da saúde pública como vital e inegociável para um país que se pretende civilizado. Com a consciência do papel da educação médica na construção de um país democrático, justo, fraterno. Tudo isso começava nas escolas médicas, com a formação de médicos e gestores do sistema de saúde, repetia com a convicção de médico do sistema de saúde pública.

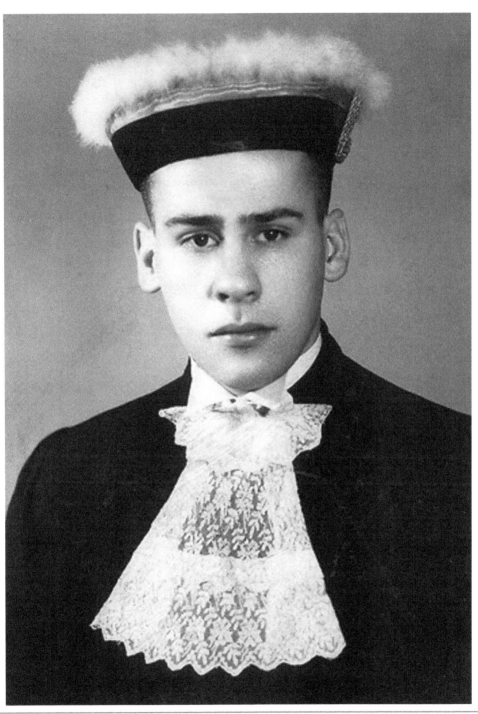

Álbum de Formatura – TURMA 1958.
Foto: Arquivo FMUSP.

SUMÁRIO

O AUTOR, V
INTRODUÇÃO, VII

I   **CENÁRIO DA OBRA, 1**
    ÚLTIMO DEGRAU, 3
    CANDIDATO NATURAL, 5
    CONQUISTAS COM DISTINÇÃO, 6
    NEFROLOGIA E O HC-FMUSP, 8
    VANGUARDA DA VANGUARDA, 10
    AVANÇOS REVOLUCIONÁRIOS, 13
        Unidade de Transplante Renal, 13
        O primeiro a gente nunca esquece, 13

II   **MUDANÇAS HISTÓRICAS, 15**
    COMPROMISSO SOCIAL INEGOCIÁVEL, 18
        Cidadania Ativa 18
    DIAGNÓSTICO DE MESTRE, 20
    MÃE DE TODAS AS CRISES, 26
    MESTRE E DISCÍPULO, 27
    BATALHAS ÉPICAS, 30
    MONOPÓLIO CONSENSUAL, 31

III   **MEDICINA FUTURISTA, 37**
    CRISES DIÁRIAS, 37
    ESCOLA DAS ESCOLAS COM HOSPITAL MODELO, 41
    GRANDES PARCEIROS, 42

IV   **CIDADE MÉDICA 45**
    NUMEROLOGIA DO HC, 47
    NOVOS TEMPOS, 50

NOVA CLÍNICA, 51
SEM PESQUISA NÃO HÁ INOVAÇÃO, 51

V **FORMAÇÃO MÉDICA, 53**
PÓS-GUERRA, 55
EDUCAÇÃO MÉDICA TECNOLÓGICA, 57
CURRÍCULO NUCLEAR E O SEGMENTAR, 59

VI **REVOLUÇÃO NA CONTRARREVOLUÇÃO, 61**
ATENÇÃO PRIMÁRIA, 65
ATENDIMENTO SECUNDÁRIO, 65
ATENDIMENTO TERCIÁRIO, 65
BLOCO DE ENSINO, 65
CENTRO DE SAÚDE ESCOLA, 66
EXPERIMENTAL, 66
RITMO, 66
AGRESSÕES GENERALIZADAS, 67
REFORMA DE 1968, 68
   Documento de autoria de Marcello Marcondes Sampaio valorando o que foi o Curso Experimental na historia FMUSP, 72
REPARAÇÃO HISTÓRICA, 90
CONGREGAÇÃO LOCUTA, CAUSA FINITA, 92
EDUCAÇÃO MÉDICA VIRTUAL, 94
MINI ESPECIALISTAS E MINI ESPECIALIDADES, 96

VII **PRONTO-SOCORRO DO PAÍS 99**
BANCO HC-FMUSP, 102
NOVO MODELO DE FINANCIAMENTO, 104
REVOLUÇÃO ASSISTENCIAL, 105
SISTEMA PADRÃO NO MUNDO, 107
CONCLUSÃO, 110

Anexo I, 113
    DEPOIMENTO, 113
    CABEÇA E CORPO, 113
    CARDIOPNEUMOLOGIA, 114
    CIRURGIA, 114
    CLÍNICA MÉDICA, 114
    DERMATOLOGIA, 114
    FISIOTERAPIA, FONOAUDIOLOGIA E TERAPIA OCUPACIONAL, 115
    GASTROENTEROLOGIA, 115
    MEDICINA LEGAL, ÉTICA MÉDICA, MEDICINA SOCIAL E DO TRABALHO, 115
    MEDICINA PREVENTIVA, 115
    MOLÉSTIAS INFECCIOSAS E PARASITÁRIAS, 116
    NEUROLOGIA, 116
    OBSTETRÍCIA E GINECOLOGIA, 116
    OFTALMOLOGIA E OTORRINOLARINGOLOGIA, 116
    ORTOPEDIA E TRAUMATOLOGIA, 117
    PATOLOGIA, 117
    PEDIATRIA, 117
    PSIQUIATRIA, 117
    RADIOLOGIA E ONCOLOGIA, 118

Anexo II - 54ª Turma da FMUSP (Formandos de 1971), 119

Anexo III - REVISTA DOS MÉDICOS   121

Anexo IV - Sumário de gestão 1994-98 (Documento Original)
    A PRESTAÇÃO DE CONTAS DE SEU DIRETOR   123

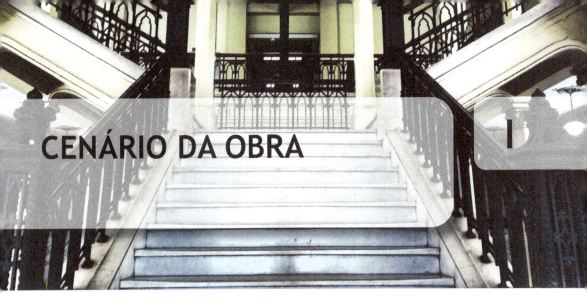

CENÁRIO DA OBRA

Clínico de reconhecida competência e talento diferenciado para a pesquisa. E um professor comprometido com o ensino médico em tempo integral. Como nefrologista, a FMUSP era, para ele, o modelo ideal de educação médica. Ela foi desde a sua fundação, durante todo o seu centenário, continua no novo século, a catalizadora da educação médica brasileira. E o HC, modelo de assistência hospitalar, da saúde pública e gratuita. Tudo que se fizesse dentro deles, de inovação e melhorias, teria seguidores em todo o país.

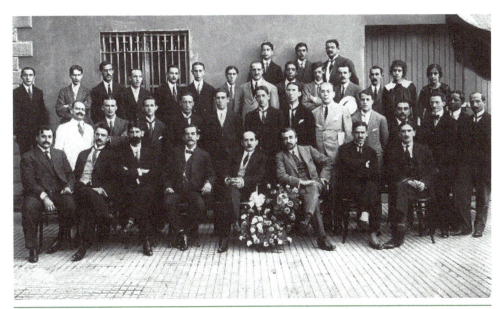

Figura 1.1. Parte dos professores da primeira turma da Faculdade de Medicina. Foto: s/a.

No dia 19 de dezembro de 1912, o Presidente da Província de São Paulo, Francisco de Paula Rodrigues Alves, assinou a promulgação da lei nº 1357 que instituiu a Faculdade de Medicina e Cirurgia de São Paulo e nomeou Arnaldo Augusto Vieira de Carvalho como seu Diretor. As primeiras aulas da Faculdade foram ministradas em abril de 1913 por um corpo docente composto por importantes pesquisadores brasileiros e estrangeiros como Alfonso Bovero, Emille Brumpt, Edmundo Xavier e Antonio Carini.

E passados 110 anos, temos o primeiro transplante de coração do Brasil, o segundo do mundo, em 1968, o nascimento do primeiro bebê de proveta em hospital público do país, em 1991, a realização dos primeiros transplantes de útero da América Latina, em 2016, e de fígado em casos de hepatite fulminante provocada por febre amarela, em 2017.

A cardiologia brasileira atual se serve dos seus especialistas sem limitações. Sua oncologia é reconhecida hoje como um padrão de excelência dentro e fora do Brasil. A cirurgia, como especialidade, inspira, treina, profissionais de todo o país e tem assento nos principais eventos mundiais da especialidade.

E tem o pioneirismo da cirurgia plástica, da ortopedia, em todos os ramos, da clínica médica em todas as suas subespecialidades, medicina tropical, enfim, é um grande laboratório de inovação e cede suas conquistas universalmente. Afinal, é um hospital público, mantido com recursos públicos, vocacionado para a saúde pública gratuita e universal.

Os médicos que ela forma são os *Agaceanos*, qualificação para toda a sua vida profissional, diante dos seus pacientes, para toda a sociedade. Pós-residência muitos o deixam, mas sempre encontram uma motivação para voltar. Como associados a um projeto de pesquisa, para atualizações da sua especialidade, com presença constante nas jornadas e cursos de educação médica continuada. E sem esquecer os *outsiders* de outras escolas, quando convidados, são acolhidos plenamente, alguns se tornaram diretores, mas menos que os dedos de uma mão.

ÚLTIMO DEGRAU

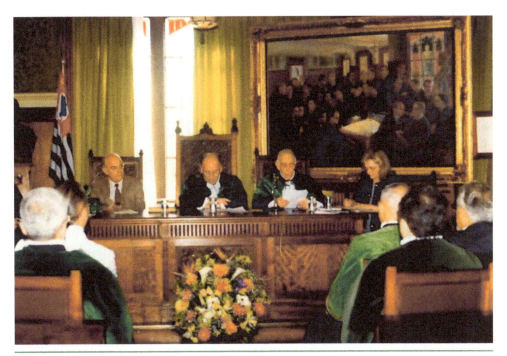

Figura 1.2. O diretor e o solene ritual acadêmico. Foto: Banco de Imagens da FMUSP.

Sempre teve a escola dentro dele, sempre a representou como a sua personificação completa. Independente dos títulos e posições que ocupou. Pronto para o que se tinha que fazer: a transição do século XX para o XXI de uma escola médica que é maior na formação de médicos que o tamanho do país.

Priorizou, desde o primeiro dia, a definição das fronteiras da autonomia necessária entre a escola e o hospital. A escola com seus alunos e o hospital com seus administradores e pacientes. Mas os dois olhando-se de frente, separados apenas algumas dezenas de metros, havia tão só uma pequena rua entre eles.

Responsável, como professor e diretor, pela formação e habilitação de milhares de médicos que dariam e dão tom e padrão para as práticas médicas em todo o país. E pelos atos e ações de milhares de médicos do HC no atendimento a centenas de milhares de pacientes, em milhares de leitos, no maior e mais respeitado hospital-escola da América Latina.

Há uma característica em Marcello Marcondes Machado que tem que ser assinalada: nos 50 anos em que ocupou cargos de chefia dentro do HC ou no exercício do magistério, em uma escala sempre ascendente, sempre esteve na linha de frente, ou no apoio direto, ou nos bastidores, na costura de acordos fundamentais para os avanços e reformas essenciais a manutenção do padrão FMUSP e HC na educação médica e assistência.

Uma informação indispensável: impossível aqui neste ensaio listar ou mencionar todas as suas atividades didáticas e científicas, pois seriam necessárias mais de duas centenas de páginas. Seu memorial (1994) para o concurso de professor titular da nefrologia, tem 244 páginas.[1] São números superlativos de décadas ininterruptas dedicadas à educação médica e pesquisa científica.

Comprovam, cabalmente, que se trata de um mestre que formou a *sua escola*. Bancas examinadoras, por exemplo, um total de 137, entre qualificações, mestrados, doutorados, professores assistentes, livre docentes, professores adjuntos, prêmios; participação em congressos científicos como conferencista e coordenador de debates; artigos com pesquisas originais em publicações indexadas, aqui e no exterior; implantação de cursos de áreas especializadas da nefrologia em outras faculdades do país.

E um trabalho ininterrupto na formação e especialização de discípulos, que ele definia como atividades superpostas. E que se serviram de sua excelência na clínica médica para construir também a sua carreira, com méritos. Esses números podem ser traduzidos, como naturais em duas palavras: dedicação exclusiva. E refletem fielmente seu papel e atuação tanto a Didática quanto a Científica.

Coube a ele atualizar a educação médica da FMUSP de cima a baixo, que vinha sendo discutida desde a década de 1980. Em meio a uma erupção vulcânica acadêmica que fazia surgir um novo mundo virtual em todos os campos da medicina. E a entender, racionalizar, absorver esse fenômeno, dedicou todos os minutos, horas, tempos, enquanto esteve à frente dela. Tarefa que lhe exigiu dias de 48 horas, semanas de 14 dias durante anos a fio...

Ele merece o epíteto... não se fazem mais liberais como antigamente. Democrata convicto, não transigia com os estertores da ditadura

---

[1] Está disponível para consulta na Biblioteca da FMUSP. Acesso: www.fm.usp.br/biblioteca/portal/.

ainda latentes e com seus uivos ainda escutados. E coube a Marcello Marcondes ser o condutor final da redemocratização tardia da FMUSP. E, ao seu lado, Alberto Hideki Kanamura. Sinteticamente, se pode referir a esses dois – e respectivas equipes - como dois executores que sabiam o que queriam, fizeram além do que era possível, deixaram tudo pronto para o século XXI.

Eram cabeças modernas, e ao final de sua obra, não havia mortos, feridos, desertores. E sim um novo mundo, um novo século que se instalava, um novo Complexo HC-FMUSP e a sociedade brasileira, a começar pela paulista, como destinatária final. Colocou à frente da maior responsabilidade do Complexo – a Superintendência do HC – um egresso do campo da resistência da ditadura, Alberto Hideki Kanamura, cirurgião e administrador hospitalar.

Entregou-lhe o que lhe foi exigido pelo novo diretor. Sabia ele, por experiências anteriores com colegas de esquerda, que quando a esquerda cumpre, acerta, ela é insuperável. E esse profissional cuidou o hospital para que se dedicasse, plenamente, à faculdade de medicina. Mas sem ser omisso ou leniente com os desafios do dia a dia do hospital-escola referência no país. Merece ser citado como o primeiro diretor pós-redemocratização.

CANDIDATO NATURAL

Desde os primeiros passos, foi diretor. Pleno de funções e ações. Não se resumiu a "estar" diretor. E quem era esse diretor? Pesquisador nato da ciência médica, em todas as suas complexidades. E professor de medicina de uma geração brilhante que não se repetiu. E que pode levar mais de cinquenta anos para que se repita. Nunca teve veleidades de estrela, sempre primou pela discrição. Mesmo sendo uma das maiores da constelação médica brasileira. Sempre foi *pule de dez* daquele reduzidíssimo grupo (podem ser contados nos dedos de uma mão) dos considerados aptos para dirigir a FMUSP, não a joia da coroa, mas a própria coroa. Dos quais alguns pretendentes de favoritos para o cobiçado posto, a cadeira mais importante da educação médica brasileira, acabaram derrotados em suas ambições e com as carreiras liquidadas.

Como diretor do Complexo HC-FMUSP, tinha telefone direto com o Governador do Estado, a quem respondia diretamente. Essa dependência foi extinta no governo de Franco Montoro. A relação se passou a dar com a Secretaria de Estado da Saúde. Como deveria ser, uma vez que ela era a mantenedora e administradora das verbas federais e estaduais destinadas ao atendimento do Complexo.

Tinha qualificação necessária para isso? Formulava como professor, agia como professor, decidia como professor. O que representou, acrescentou, dentro da tradição acadêmica da FMUSP? Que não basta ser professor, tem que ser mestre. E ele o foi, daqueles que se prepararam, a ensinar, formar, treinar, médicos a serviço do país, para um sistema de saúde pública insaciável na demanda e necessidade de bons profissionais.

E dignificou a instituição mais poderosa da educação médica brasileira. E não abriu mão de nenhuma posição ou princípio que defendia desde o início de sua carreira, ainda estudante, em benefício da sociedade brasileira em termos de saúde pública, atenção e tratamento de qualidade aos pacientes do SUS.

Como também foi um gestor democrático no possível grau e intensidade necessários. Teria que enfrentar – todas as horas e dias de sua gestão – crises que estavam represadas há três décadas pelo menos – dentro e fora dos muros da escola - de todos tamanhos e tipos. E algumas que pareciam insolúveis. E caberia a ele, segundo suas próprias palavras, preparar o futuro da escola que já podia ser divisado no horizonte, referindo-se ao novo século, o XXI, e isso o faria no estertor do XX, na década de 1990.

CONQUISTAS COM DISTINÇÃO

Quando começou essa trajetória? Marcello Marcondes graduou-se pela Faculdade de Medicina da Universidade de São Paulo (FMUSP), em 1958. E já no início de sua formação, manifestou sua dedicação à pesquisa. Durante o curso fez quatro estágios de iniciação científica e publicou seis artigos científicos. O que não é usual.

Fez residência em clínica médica no Hospital das Clínicas (HC) por dois anos (1959-1960). A partir de junho de 1962, e por dois anos, fez pós-doutorado na Divisão de Nefrologia da Washington University (EUA), na condição de *research-fellow* da Rockefeller Foundation.

Em 1965 deu início à criação do Laboratório de Fisiopatologia Renal que logo se tornou em um marco da nefrologia experimental na USP. Foi se tornando cada vez mais abrangente, o maior e melhor equipado do país.[1] Esse assunto será detalhado mais adiante.

Em 1967, se tornou livre-docente em clínica médica. A partir da docência, foi tratado como Professor, dentro e fora da escola. Como sinonímia de *douto saber*, aquele que sabe, aquele que é guardião do conhecimento.

Nesse mesmo ano, professor de clínica médica geral, no revolucionário *Curso Experimental de Medicina* (CEM) por indicação do Departamento de Clínica e aprovação da Congregação da Faculdade, por dez anos (1971-1980).

Na Fundação Universitária do ABC, criou, instalou e chefiou o Departamento de Propedêutica e Clínica Médica da Faculdade de Medicina do ABC, na qual atuou por três anos (1970-1972).

Alcançou a condição de professor adjunto (1981) e de professor titular (1985) de Nefrologia. A partir daí acumula as chefias do serviço e da disciplina de nefrologia, respectivamente, do HC e da FMUSP. Como diretor do Serviço de Nefrologia o tornou referência no país. Sem precisar esticar a corda, o melhor do país. E como chefe do Departamento de Clínica Médica por três anos (1992-1994), lhe incorporou duas disciplinas: geriatria e emergências clínicas.

Por força do seu cargo de diretor, assumiu a presidência da Congregação e do Conselho Técnico Administrativo da FMUSP; do Conselho Deliberativo da HC e do Hospital Universitário da USP, do Conselho de Curadores da Fundação Faculdade de Medicina. Membro do Conselho Universitário e do Conselho Técnico-Administrativo, com assento na Comissão de Atividades Acadêmicas, da qual foi presidente por um ano. E como se não fosse suficiente, integrante da Comissão de Cooperação Internacional.

Ao se aposentar em 2003, a nefrologia do HC-FMUSP publicava, anualmente, cerca de 50 trabalhos científicos na literatura médica internacional. Constituída por 11 unidades de ensino, pesquisa e assistência, todo o seu corpo médico e docente possuía o título de doutor, 15

---

[1] Em janeiro de 2022 o laboratório completou 57 anos de existência.

livre-docentes, dos quais oito se candidataram à sua sucessão. Enquanto chefe dela, formou 220 residentes bem treinados na especialidade; disputados por escolas médicas e pelo mercado de trabalho. E a pós-graduação instalada por ele, que teve início em 1981, tem diplomado, em média, cinco a seis pós-graduandos por ano.

NEFROLOGIA E O HC-FMUSP

- **1960** – Criação da Sociedade Brasileira de Nefrologia e da *International Society of Nephrology*
- **1963** – Publicação do primeiro estudo a demonstrar adaptação renal à perda crônica de néfrons (Dorhout-Mees, Marcondes e Bricker)
- Criação *da European Society of Nephrology*
- **1964** – Primeiro transplante renal no Brasil
- Publicação por Malnic, Klose e Giebisch do estudo fundamental sobre transporte distal de potássio
- Golpe Militar
- **1966** – Criação da ASN
- **1968** – Reforma Universitária
- Rebeliões estudantis em todo o mundo
- Criação do Curso Experimental de Medicina
- Publicação por Vieira e Malnic de um estudo fundamental sobre acidificação tubular
- Primeira edição do Kidney International
- **1973** - Primeira descrição, por Rocha e Kokko, do transporte de cloreto na porção espessa da alça de Henle
- A Fisiologia Renal transfere-se ao Instituto de Ciências Biomédicas (ICB)
- **1974** - Início da Residência em Nefrologia
- **1977** A Nefrologia torna-se especialidade autônoma
- Invasão policial e prisão de estudantes na FMUSP
- Falecimento do Prof. José de Barros Magaldi

- Indicação do Prof. Marcello Marcondes como Regente da Nefrologia
- **1981** – Inauguração do Hospital Universitário
- Criação da Pós-Graduação da Nefrologia
- Expansão da Unidade de Diálise da Nefrologia do HC e sua configuração nos moldes em que a conhecemos hoje
- Introdução da ciclosporina como imunossupressor em transplantes
- **1984** – Primeira DPAC no HC
- **1985** – O Prof. Marcello Marcondes é indicado como Prof. Titular da Nefrologia
- Primeira evidência do efeito renoprotetor dos inibidores da ECA em modelo de Doença Renal Crônica
- **1986** – Primeira evidência do efeito renoprotetor dos inibidores da ECA em um modelo de Diabetes Mellitus
- Criação da UTI/Nefrologia do HCFMUSP (pioneira no Brasil)
- **1990** - Primeira edição do JASN
- **1998** - Criação do NefroUSP
- **1999** – Ampliação do Serviço de Diálise de Crônicos
- **2003** - Marcello Marcondes se aposenta
- **2008** - Ampliada a Diálise de Agudos
- **2009** - Pós-Graduação da Nefrologia obtém nota máxima na CAPES
- Aumenta para 12+12 o n° de Residentes da Nefro-HCFMUSP
- **2017** - Comemora-se o 40° aniversário da Nefrologia HCFMUSP

VANGUARDA DA VANGUARDA

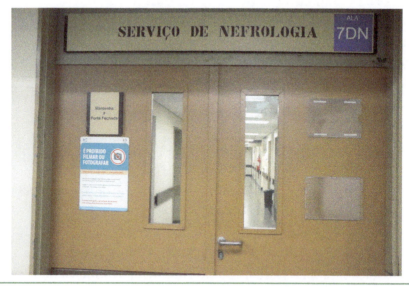

Figura 1.3. Entrada do Serviço de Nefrologia do HC-FMUSP. Fonte: Banco de Imagens do Hospital das Clínicas da FMUSP.

A Nefrologia da Faculdade de Medicina foi pioneira no Brasil em tudo, na clínica, na diálise, no transplante renal e na experimentação animal. E na pesquisa, com linhas de investigação que aportaram conhecimentos e técnicas premiados.

Essa escalada diagnóstica, terapêutica, cirúrgica, assistencial, pode ser acompanhada seguindo as pegadas de Marcello Marcondes, ora como ator principal, ou então na colaboração com os grandes nefrologistas de sua geração, chamados de *Quinteto de Ouro*.[1]

Fatos marcantes para a consolidação da especialidade foram a difusão e o desenvolvimento do transplante renal e diálise por volta da década de 1950. O desconhecimento da população sobre essa especialidade chega a provocar espanto nos seus atendentes. Não é tradição da medicina brasileira, e de seus estudiosos, investigarem o conhecimento da população sobre

---

[1] Houve divergências entre os nomes dos cinco integrantes em várias fontes consultadas. Por isso a decisão deste autor em reconhecê-los em sua importância histórica, mas sem cometer injustiças por esquecimentos ou inclusões indevidas.

as especialidades médicas. E no caso da nefrologia, não há estudos relevantes que aportem dados sobre esse fenômeno na população brasileira.

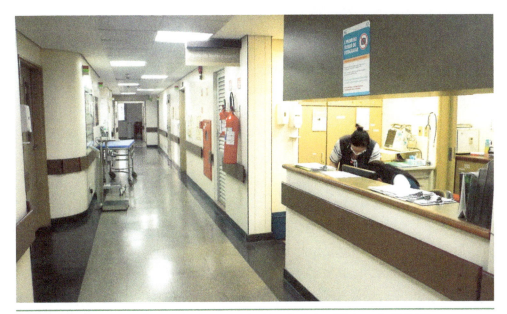

Figura 1.4. Banco de Imagens do Hospital das Clínicas da FMUSP.

Os primórdios da especialidade remontam aos estudos desenvolvidos por Richard Bright e diversos pesquisadores desde o século XIX. A formação dos primeiros especialistas com foco clínico ocorreu no início do século XX, com manufatura de aparelhos e capacitação de profissionais.

A origem do termo nefrologia (*nefros*, de rim, e *logos*, de conhecimento ou estudo) remonta à Grécia antiga, onde foram descritas alterações urinárias, bem como estudos simples da anatomia renal e suas alterações. Essa denominação não remete diretamente ao seu significado, dificulta seu entendimento pela população leiga.

Passo a passo no HC

- 1954 – Ensino de graduação em Nefrologia
- 1956 – Instalação do laboratório para apoio à clínica
- 1957 – Início das atividades dialíticas restritas a pacientes portadores de insuficiência renal crônica.

Continua

Continuação

- 1958 – Introdução da biópsia renal na rotina e na sequência o surgimento dos estudos de correlações anátomo-clínicas.
- 1964 – Expansão dos métodos dialíticos a pacientes portadores de insuficiência renal crônica.
- 1965 – Instalação do Laboratório de Fisiopatologia Renal para pesquisa experimental.
- 1965 – Primeiro transplante renal no HC
- 1972 – União dos dois grupos de Nefrologia, constituindo-se a Disciplina-Serviço de Nefrologia
- 1973 – Início da pós-graduação em Fisiologia Renal, vinculada ao ICB.
- 1974 – Instalação do Laboratório de Pesquisas Básicas em Nefrologia.
- 1979 – Reorganização das enfermarias de nefrologia clínica
- Ampliação do Atendimento Ambulatorial
- 1980 – Instalação da pós-graduação em Nefrologia Clínica (mestrado e doutorado)
- 1980 – Inclusão da Unidade de Transplante Renal no ensino de graduação, pós-graduação e no treinamento de residentes.

Instalação da Liga para Diagnóstico e Tratamento da Hipertensão Arterial

- Criação do Grupo de Nefroimunopatologia
- 1981 – Concurso para Professor Adjunto da Nefrologia
- 1982 - Criação do grupo interdisciplinar de Hipertensão Renovascular.
- Criação do grupo de Insuficiência Renal Aguda
- Credenciamento da Residência Especializada
- 1983 - Instalação da Unidade de Diálise em uma única estrutura, congregando todos os recursos humanos e materiais então existentes no HC.
- 1984 - Concessão pela CAPES de conceito A para a pós graduação
- 1985 – Abertura de concurso para Professor Titular da Disciplina de Nefrologia

AVANÇOS REVOLUCIONÁRIOS

Unidade de Transplante Renal

A Unidade de Transplante Renal (UTR) foi instalada na Unidade de Divisão de Clínica Urológica do Departamento de Cirurgia. Desde a sua criação, em 1965, foi chefiada por 20 anos por Emil Sabbaga, que a levou a um reconhecimento internacional festejado. Como ele também o era. Quase todos os centros de transplante renal existentes no país tiveram estagiários na UTR.

E, como pioneira, foi a difusora central e técnica do transplante renal no Brasil. E paralelo a todos esses passos – heroicos em termos de saúde pública - também tinha e tem até hoje a autoridade, dentro e fora o país, por sua produção científica, que não se limita ao transplante renal, mas que abrange a nefrologia clínica e a hipertensão arterial.

E aqui se nota, claramente, a práxis de Marcello Marcondes: agregar os saberes em um esforço unitário, não só na nefrologia, mas em todas as outras especialidades. E preservar a natureza teórica e prática da origem do profissional e das suas escolhas. Conseguiu que os nefrologistas da UTR e os da Disciplina-Serviço pudessem constituir um corpo único funcional.

O primeiro a gente nunca esquece

O serviço de transplante do HC foi o primeiro da América Latina a fazer a cirurgia, em 21 de janeiro de 1965, sob o comando do então diretor da Clínica Urológica, Geraldo Campos Freire, e de Emil Sabbaga. Quem recebeu o primeiro transplante foi Walter Mendes de Oliveira e a operação foi um sucesso.

Apesar das condições para o transplante serem precárias na época, tudo o que se conseguiu depois em avanço na área deve-se a esse pioneirismo corajoso.[1] Até o primeiro transplante de coração, efetuado por Euryclides Zerbini em 1968, apenas um ano depois do primeiro transplante coronário do mundo e motivo de orgulho da medicina brasileira, teria demorado bem mais a ocorrer sem o entusiasmo na comunidade médica provocado pelo primeiro transplante renal.

---

[1] Recentemente a Unidade de Transplante Renal da Clínica de Urologia do Hospital das Clínicas da Faculdade de Medicina da USP atingiu a marca de 3 mil transplantes realizados.

Eduardo Rubens F. Távora

A evolução técnico-científica da nefrologia brasileira deu-se num ritmo semelhante ao da internacional, obviamente num patamar mais baixo, compatível com a nossa economia, não aparente em determinados períodos, mas segura e progressivamente por todo o tempo.

Um dos aspectos mais curiosos dessa trajetória científica foi a relação da nefrologia com o transplante renal no país, ou seja, de uma atividade tipicamente clínica com uma outra basicamente cirúrgica, embora multidisciplinar.

Altair Jacob Mocelin

No início, as máquinas dominavam a sala, por seu tamanho e barulho, e os pacientes, com sorte por terem sido selecionados, enfrentavam 12 horas de circulação extracorpórea, três vezes por semana. Terminada a tortura dos urêmicos, tinha início a jornada dos técnicos e residentes: desmontar as placas paralelas, escová-las, esticar novas membranas. A partir dos anos 70 novos dialisadores e descartáveis reinam sobre a uremia e os urêmicos. Tempos melhores.

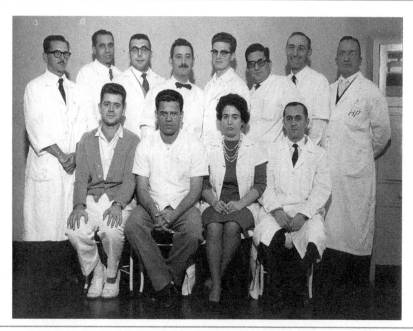

Figura 1.5. Equipe do primeiro transplante renal do país – 1966.
Foto: s/a – Arquivo extraído da Internet.

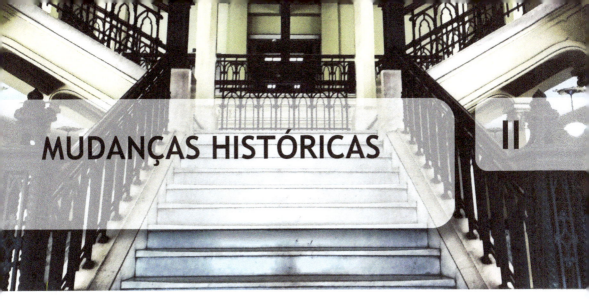

MUDANÇAS HISTÓRICAS

II

Após o falecimento de José Barros Magaldi, ocorrido em 1978, nefrologista notório, com a vacância da chefia da Disciplina-Serviço de Nefrologia, assumiu interinamente Carlos Faria. Seria o responsável pela transição e, para isso, convocou todos os membros da Disciplina-Serviço para que, coletivamente, pudessem se manifestar quanto ao professor que deveria chefiar a disciplina.

Por unanimidade, os 27 presentes na reunião (dentre os 31 convocados) sugerem o nome de Marcello Marcondes. Esta indicação, submetida ao Conselho do Departamento de Clínica Médica, foi aprovada também por unanimidade. E sua trajetória adquiriu um novo prumo e responsabilidade. Era a liderança maior da *Nefro* do HC-FMUSP. E esta nunca mais seria a mesma. Ela entraria em uma expansão e abrangência clinica com mudanças históricas que pavimentaram sua jornada como *especialidade* dentro da Clínica Médica e não disciplina.

Com a reestruturação das enfermarias e ambulatórios, a nova Unidade de Diálise, as resoluções da Comissão de Residência Médica, chegou-se ao patamar final de reconhecimento: a Residência em Nefrologia foi credenciada pela Comissão Nacional de Residência Médica em 1982. E como diretor do Serviço de Nefrologia do HC, o tornou referência no país. Sem precisar esticar a corda, o melhor do país.

Os *nefro*s, os de maior experiência clínica, até então, limitavam-se a atuar apenas nos seus próprios leitos, faziam, por vezes, pessoalmente as evoluções e prescrições diárias de seus doentes. Outros, adstritos a trabalhos laboratoriais, desejavam exercer, também, atividades clínicas. Criada a demanda de acesso à clínica por parte deles, era fundamental criar um sistema para esse novo caminhar histórico dela. Isso faria com que seus integrantes, com cultura e experiências professorais, fossem liberados para uma atuação ampla junto a um grupo maior de médicos e doentes.

O processo de mudança seria delicado, mas irreversível. Marcondes criou uma comissão de seis membros, com plenos poderes, em 1978, para que se atingisse um novo patamar não só como especialidade, mas dentro da Clínica Médica. E imediatamente colocou na mesa de negociação as prioridades inadiáveis:

- Ampliar a assistência ambulatorial para assistir a um número maior de doentes;
- Aumentar a massa crítica de casos de interesse médico-científicos para o ensino da graduação;
- Aprimorar o treinamento de estagiários e as verificações de ordem clínica;
- Estabelecer um sistema de triagem eficiente para impedir que os ambulatórios dos nefros fossem inundados de casos não-renais;

Essas mudanças, globais, possibilitaram uma ampliação extraordinária do atendimento ambulatorial aos doentes. Antes limitado a um só dia – quinta-feira – foi ampliado a quatro, num total de seis períodos semanais (duas manhãs e quatro tardes). Houve um incremento superior a 200% no número de médicos e de atendimentos, com os casos melhor selecionados. Cerca de 10.000 pacientes foram atendidos nos ambulatórios da Nefrologia no ano de 1984. E o ambulatório adquiriu um caráter didático como local de treinamento para residentes e outros estagiários. A ampliação e organização do atendimento ambulatorial constituíram um importante suporte à investigação clínica.

E coube a ele comandar a instalação da pós-graduação da Nefrologia. Defendia, como também todos os seus membros, que ela tinha todas as condições humanas e materiais para instalar seus cursos de pós-graduação. Devido a legislação vigente, somente através dela, devidamente autorizada e reconhecida, poderiam formar os seus mestres e doutores.

Os trabalhos de organização foram imediatos à designação de Marcello Marcondes como chefe da Disciplina de Nefrologia. Em fins de 1978, o projeto estava concluído. Aprovado em todas as instâncias, em outubro de 1979 foram abertas as primeiras vagas. Selecionados os candidatos, o curso foi iniciado em fevereiro de 1980. A CAPES fez o seu seguimento nos anos de 1982 e 1983. E, no ano de 1984, em agosto, a pós-graduação da Nefrologia recebeu o *conceito A*, para o Mestrado e para o Doutorado.

Essa conceituação teve um resultado imediato: apoio financeiro da CAPES. Outro avanço importante o foi o da residência. Era mandatório dar-lhe mais eficiência. Além do que os residentes buscavam o seu próprio caminho, associando-se a certos médicos e privilegiar certas atividades, sob a influência de fatores puramente circunstanciais.

Aplicou uma receia clássica: a residência era um complemento indispensável à formação do médico. Nos países desenvolvidos o treinamento formal pós-graduado é indispensável, como, cada vez mais, são criados nos mecanismos para a educação continuada do médico:

- Colocar os residentes na vanguarda de todos os trabalhos médicos-assistenciais;
- Em contrapartida, estabelecer uma retaguarda médico-didática de assistência permanente aos residentes.

A maioria das escolas privadas, na ausência de uma residência de qualidade, firmam convênios com hospitais sem nenhuma condição de oferecer um treinamento adequado aos recém-formados, em troca de prestação de serviços médicos. Na aferição da competência, nos hospitais, clínicas, unidades de saúde privadas, basta um diploma, o qual permite todos os atos médicos.

Se houvessem erros que transcendessem os limites toleráveis, deveria-se que recorrer aos tribunais. Dificilmente o mal feito é reparado. A luta para um exame nacional que meça a competência mínima profissional do médico é uma colcha de retalhos, com várias iniciativas sempre isoladas e sem caráter nacional. O principal obstáculo para que se chegue a esse estágio profissional e civilizador da prática médica é sua rejeição aguda a qualquer tipo de avaliação.

O principal é que com o livre exercício da medicina se identificaria os incompetentes. Mas a experiência mundial demonstrava que a técnica de avaliação da proficiência média evoluiu a ponto de, com segurança, detectar para benefício da população, aberrações de formação que são incompatíveis com uma prática médica segura e adequada. Outro argumento utilizado é que essa avaliação só poderia ser feita por escolas médicas.

Acentuou-se, nos últimos anos, a exigência dos contratantes de médicos recém-formados o diploma da residência. O profissional sem essa qualificação enfrentará uma seleção e concorrências rigorosas para o posto de trabalho almejado. E ficará sempre em desvantagens durante toda a sua vida profissional.

COMPROMISSO SOCIAL INEGOCIÁVEL

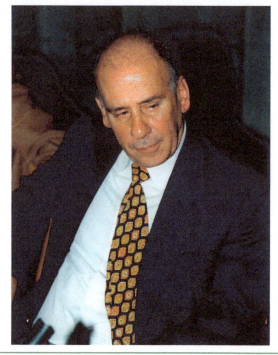

Figura 2.1. Prof.Dr. Marcelo Marcondes – Presidente do Conselho Deliberativo HC-FMUSP, maio 1996. Fonte: Banco de Imagens do Hospital das Clínicas da FMUSP.

Cidadania Ativa

As consequências das reformas em sua gestão como diretor perduram: abrir, escancarar, as portas, de par em par, da escola e do hospital à sociedade. Torná-la parceira, sócia, crítica, na gestão do maior complexo formador e médico-assistencial do país e da América Latina (presente entre os gigantes do mundo).

O primeiro desafio, segundo suas próprias palavras, atender aos direitos legítimos da sociedade, constitucionais, obrigatórios, iniludíveis – saúde pública, gratuita, tanto curativa como preventiva. Mas também à sua espera, na mesa, necessidades que estavam represadas há duas décadas pelo menos – crises superpostas, como a curricular, a do SUS, a do financiamento e endividamento da instituição, a evasão de funcionários qualificados, a regularização contratual dos contrários provisórios do corpo clínico, abertura de novos concursos, e o arrocho salarial da docência.

Que afetou profundamente a carreira do corpo docente, fragilizou o ambiente de ensino e pesquisa. Se a qualidade do ensino cai, cai também a pesquisa, fiel parceira da primeira atividade. Os organismos de financiamento fixam bolsas de auxílio aos professores com tetos insignificantes e exigem integral dedicação à universidade. Como se isso fosse possível ou aceitável.

Ombro a ombro com o cidadão comum, buscar tornar acessível o atendimento à população de modo integral. Exemplo: tinha-se insuficiente informação das especialidades na sociedade sobre os recursos disponíveis, o uso de tecnologias para diagnóstico precoce que geravam *sobrediagnóstico* e, consequentemente, *sobretratamento.* Como fazê-lo, por onde começar?

A Academia era uma instancia em que os gestores e formuladores das políticas públicas necessitavam do acesso direto. Mas não bastava só a visita deles, mas oferecer em contrapartida o conhecimento clínico e preventivo disponível para a sociedade fazer escolhas, sobre sua saúde e direitos. Como colocar e dar evidência às pesquisas, ganhos no atendimento médico, gratuito, e de qualidade? O principal obstáculo a ser superado era como oferecer todas essas informações necessárias para o enfrentamento cotidiano dos problemas de saúde, individuais ou coletivos.

Esse desafio apresentava a conta diariamente. Como promover essa interação global, a solidariedade acadêmica, assistencial, institucional e interinstitucional, com a sociedade civil organizada? Com um trabalho cotidiano, não burocratizado, que permitisse identificar formas alternativas de solucionar problemas fora da ortodoxia paralisante. E *colegiar* o processo de tomada de decisão nos órgãos de gestão. Analisar vantagens e desvantagens por todos os envolvidos e optar pela alternativa que atendesse ao máximo os interesses sociais.

Especificamente, tratava-se da democratização e a descentralização institucional, a profissionalização da gestão no complexo HC-FMUSP em benefício incondicional da sociedade. Uma tarefa hercúlea, mais do que os 12 trabalhos originais. E essa missão social, precipuamente, era uma exigência natural numa sociedade democrática que ressurgira depois de décadas de trevas ditatoriais.

A sua consecução necessitava ainda ser construída, um esforço sobre-humano.

DIAGNÓSTICO DE MESTRE

Seu diagnóstico do ensino médico brasileiro, em 1995, no primeiro ano de seu mandato como diretor (1994-98), encaixa-se à perfeição em 2023. O tenebroso para o país é que essa situação se manteve praticamente inalterada passados quase 28 anos, em algumas áreas estratégicas, piorou. Ou seja, diagnóstico continua válido e pode ser datado como 2023.[1]

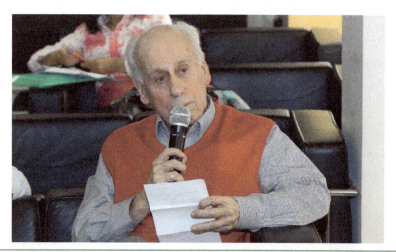

Figura 2.2. Professor em tempo integral. Foto: Arquivo IEB-USP.

---

[1] Editou, em coautoria, três livros: Fisiologia Renal (G. Malnic e M. Marcondes – Edart, São Paulo, 1969); Clínica Médica. Propedêutica e Fisiopatologia (M. Marcondes, D. R. Sustovich e O. L. Ramos – Guanabara Koogan, Rio de Janeiro, 1976); e Doença Hipertensiva (R. Chiaverini, M. Marcondes, H. B. Silva e O. L. Ramos – Livraria Atheneu, Rio de Janeiro, 1980). Publicou 134 artigos científicos, dos quais 46% em revistas internacionais de impacto; e 19 capítulos em textos didáticos.

Modelo inspirado e inspirador

É impossível para o país que todos os centros superiores sejam criadores de conhecimento. Quando falo centro criativo de conhecimento não estou querendo definir a criação como produto de uma demanda específica. É criação de conhecimento novo. Por outro lado, há a criação pela criação. São maneiras diferentes de servir à sociedade, seja com função empresarial ou não.

A USP, tão grande e tão diversificada em saberes serve a sociedade do mais pragmático ao mais acadêmico. Soluciona problemas que dependem da criação de conhecimentos, uma moeda fortíssima de prestação de serviço à sociedade.

Diplomas

Defendo a tese de que diploma não é sinônimo de competência ou de saber. Isso está arraigado em mim. Fiz cinco concursos para provar competência em uma área médica, até para residência.

Diploma é o atestado de que o indivíduo fez cursos. Não se entrega à sociedade um indivíduo que não foi avaliado na sua competência em qualquer profissão que sido diplomado.

Crise do ensino médico

Ela é multifatorial. Não podemos reduzi-la ou só tratá-la como estrutural ou só pedagógica. Temos muitos médicos, mais do que precisamos. Um percentual muito grande de escolas não tem a qualidade desejada e, portanto, não forma bons profissionais.

Tutores e tecnologia

Em relação ao ensino médico de quem vai entrar no mercado, verifica-se a necessidade dessa figura indispensável que é o tutor. Somente ele é capaz de dizer se essa tecnologia caríssima é inútil para fazer diagnóstico de resfriado.

É o tutor que é capaz de ir discriminando caso a caso e o que pede uma investigação extensa e profunda. Porque, senão, fazem uma lista extensa de exames, independentemente do se suspeita... Aí é que está a revolução do ensino médico, a cultura da figura do tutor. Ele é o grande preventivo, o mestre, que aponta o que é dispensável e o que não é em termos de tecnologia médica. A figura do tutor está ressurgindo com força. Não é só currículo que vai produzir um bom médico. Estou convicto, e outros muitos também, que é a permanência do professor com os alunos que vai fazê-los melhores ou piores. Isso já está constatado.

Concentração territorial

O problema distributivo dos médicos no Brasil é um assunto pendente há muitos anos. Mas não é uma particularidade nossa, e sim de outros países. Um centro urbano não necessariamente grande demograficamente, pode ter médicos de boa qualidade. Nos Estados Unidos, pequenos centros urbanos contam com médicos de excelente formação.

Porque são cidades que, além da civilização, oferecem, ainda que pequena, uma qualificação técnica e de qualidade de vida que trai médicos e outros profissionais de ponta. Nos países em desenvolvimento, que a moda chama de emergentes, os recursos para o exercício de uma medicina razoável estão alocados nos grandes centros.

Médico se fixam pelo que a cidade oferece além do instrumental médico. Essa desconcentração depende de uma política de governo. Como empregador, diria "vá clinicar lá no Amapá que vou lhe pagar uma fortuna". Em termos relativos, óbvio. Essas pequenas cidades terão que possuir uma infraestrutura mínima material, de civilização, de qualidade de vida, para médicos, advogados, dentistas, administradores. Não uma política excludente, somente para médicos.

São Paulo é uma exceção nessa regra. Nos últimos 20 anos, existe uma tendência a concentração de médicos em cidades com até 800 mil habitantes.

Residência

Cerca de 50% dos médicos que se formam não consegue fazer residência médica para comprovar suas habilidades, suas competências. Não conseguem porque não há vagas suficientes ou porque não passaram nos exames. É uma situação dramática. A mim, o que mais me toca é o fato de entregarmos à sociedade médicos mal treinados, despreparados educacional e, mediamente, incompetentes. Esta é a grande crise.

Reforma global da educação médica

A reforma do ensino médico deve ser feita. Para o bom ensino médico não é necessário muito dinheiro. Pode-se saber estatisticamente quanto custa o aluno de medicina formado no país A e no B. Necessariamente não refletem o dinheiro que foi investido na sua formação. Não determina o número de horas-aula que o aluno teve. O que vai determinar a qualidade do ensino médico é o contato docente/aluno.

Dedicação exclusiva

É necessário que o indivíduo tenha dedicação exclusiva para cumprir bem todas as missões universitárias: ensino, pesquisa, assistência. Pode-se ter um docente com dedicação parcial, digamos, duas horas e meia por dia.

Neste período, no entanto, não esteve com 90 alunos, mas sim com espírito tutoria, junto a um pequeno grupo de quatro a cinco alunos. Não há dinheiro que faça o indivíduo se não houve um sistema que permita e valorize essa dedicação.

Há professores itinerantes, cuja obrigação pactuada foi: permaneça dois dias aqui e ensine, transmita o que você sabe. Mas nesse regime não há menor condição de se ter um ensino tutorial.

Os responsáveis

Toda a sociedade. Tem-se uma escola com parcos recursos para ensinar, parcos recursos materiais e intelectuais (qualidade do corpo docente) e que recebem parcos alunos no sentido intelectual da palavra. Um triângulo absolutamente maléfico.

Reverter o quadro

A primeira alternativa é a mais lógica e politicamente a mais difícil: classificar essas escolas por meio de instrumentos adequados. Verificar quais têm chances de melhorar e dar-lhes uma oportunidade de avançar. E desclassificar algumas que são tão malformadas como se fossem uma doença congênita, mortal, gerada na sua criação. Deveriam ser fechadas. Isso é a lógica, a realidade política é outra.

A sociedade local, regional, os próprios alunos, seus pais, os parentes, as influências concêntricas que se somam e impedem o fechamento dessas escolas. É inadmissível. O número de escolas manteve-se estável durante muitos anos e de repente, sem nenhuma base ou demanda séria, explodiu.

Exame da Ordem

Defendo um exame como o da Ordem (dos Advogados). O provão pode ser o início dele. Defendi na Congregação da Faculdade de Medicina no Conselho Universitário da USP, perante o presidente do Conselho Federal de Medicina. Não preenche satisfatoriamente como avaliação das habilidades de um médico. O exemplo que dei na congregação da FMUSP: o provão para cursos superiores de línguas anglo-saxônicas.

Uma pergunta do tipo "como é que se diz sim em inglês" com cinco opções em línguas diferentes. Se o aluno não colocar o "x" na frente do *yes* e se um número muito grande de alunos de determinada escola não puser o "x" na frente da palavra *yes*, o aluno e a escola são péssimos. Há que se proteger a sociedade dos que são notoriamente incompetentes.

Currículo nuclear

Chama-se Novo Currículo Médico. O aluno tem um segmento nuclear obrigatório que corresponde a 70% da carga horária. Teremos um novo núcleo de saber, consumindo 30% da carga horária total, que se chama segmento complementar. Nesse segmento temos as atividades eletivas de iniciação científica, profissional, disciplinas optativas, tele-educação e outras. Aqui o tutor é fundamental. O que se ensina no primeiro ano talvez não valha mais no sexto ano. Mas se o estudante teve uma iniciação científica ou profissional, na qual realizou um trabalho para esclarecer uma dúvida pertinente, adquiriu então a habilidade de perguntar, criar, buscar caminhos. Os alunos terão a opção de aprenderem sozinhos.

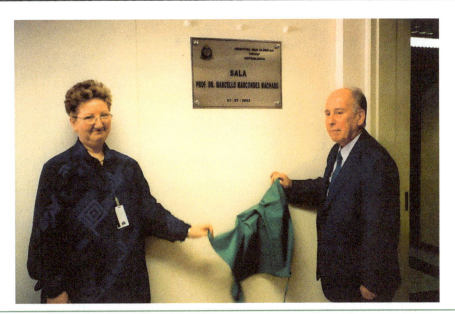

Figura 2.3. Descerramento da placa da Sala Prof. Marcello Marcondes na FMUSP.
Foto: Banco de Imagens do Hospital das Clínicas da FMUSP

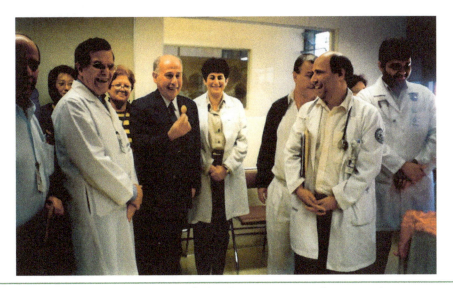

Figura 2.4. O respeito e a admiração permanentes dos seus colegas.
Foto: Banco de Imagens do Hospital das Clínicas da FMUSP.

Crises insolúveis

O Complexo FMUSP-HC sobreviveu a uma crise que afetou profundamente o ensino superior brasileiro nos últimos 15 anos. Conseguimos superá-la com fundamentos poderosos: a força uspiana, a vocação, o espírito desta escola, que é inquebrantável. Não é retórica ou grandiloquência. É a força que alimenta o seu corpo docente, os professores desta instituição, o corpo médico. É uma linha contínua, sem interrupção ou deserções, herança de nossos perenes professores. A tradição nos deu força para atravessar a crise. Esse é um fator intangível.

A segunda opção de sobrevivência é mais palpável, menos poética, menos romântica. São as fundações que criamos e que nos permitirá captar recursos extraorçamentários e usá-los para manter a nossa qualidade como instituição de ensino, pesquisa e assistência.

Médicos e a sociedade

Primeiro, de fato, há muitos médicos malformados. Segundo, o médico tornou-se um assalariado em 98% dos casos. Como assalariado, tende a sindicalizar-se e defender interesses como se fosse um metalúrgico. Terceiro, as autoridades não reconhecem que a Saúde não é uma mercadoria que se compra em supermercado. Quem toma as decisões na área da saúde é a área econômica. Os economistas querem que a despesa caiba na receita.

Esse tipo de conduta – fechar a conta – só é admissível se a Saúde e a Educação forem consideradas mercadorias. E não são mercadorias. Porque se assim for, o médico terá que disputar essa mercadoria. E ele perde sua aura para agir em função da prevenção, cura e reabilitação. Perdem absurdamente os cidadãos. Dizem que sem aço, sem bancos, sem grãos, sem exportação e não é possível saúde e educação adequadas. Polarizo-me no inverso, sem essas duas não há resto.

MÃE DE TODAS AS CRISES

O exame das escolas médicas não pode ser feito isoladamente do total das instituições de ensino superior no Brasil. As escolas médicas fazem parte desse universo e sofrem a influência dos mesmos fatores que condicionaram a atuação de todas elas no século XX, principalmente nos seus últimos 30 ou 40 anos, passagem de século e início de milênio. O ocorrido nesse período permite identificar três momentos bastante significativos:

- **O primeiro**, que se estendeu desde as origens do século passado até a década de 1960, é marcado por uma característica elitista, como poucos alunos, quase todos do sexo masculino, de origem aristocrática ou burguesa, tudo girando em torno de três cursos nobres: direito, medicina e engenharia. Na contracorrente do que acontecia no mundo: o movimento de revisão e reforma universitária, que se iniciou em Nanterre em 1968, mas cujos reflexos apenas tardiamente chegaram até nós.
- **O segundo** momento, ainda na década de 1960, envolveu um sentido de modernização da universidade brasileira, a partir da Lei de Diretrizes e Bases de 1961, da Reforma Universitária de 1968 e dos Planos de Educação vinculados aos Planos Nacionais de Desenvolvimento. Ao fim dele, a universidade brasileira havia se transformado numa organização complexa e a postura tradicional anterior tinha cedido lugar a uma visão político-burocrática.
- **O terceiro** momento correspondente à década de 1980, período que mais recentemente vem merecendo o qualitativo de década perdida, na consideração global dos fatos ligados à sociedade brasileira. Período marcado por sucessivas crises econômicas e políticas internacionais, obrigava a uma busca da identidade perdida por parte de numerosas instituições.
- A universidade brasileira foi atingida em toda a sua estrutura ortodoxa por demandas irreprimíveis. Uma dessas deles foi a ampliação do ensino do 2º grau, criou apreciável pressão à porta das instituições de ensino superior. Nasceram, dessa forma, os acampamentos de excedentes, assim denominados os que tinham sido aprovados nos vestibulares à universidade, mas não dispunham de vagas para concretizar sua matrícula. Na medicina essa foi uma crise dramática das universidades públicas.

MESTRE E DISCÍPULO

Marcello Marcondes Machado, o mestre, Alberto Kanamura, o discípulo especialista, cada qual insuperável em suas escolhas, prepararam o Complexo HC-FMUSP para o novo século? Mais do que isso, tornaram-no possível. E, a partir dessa gestão, projetos atuais de educação médica e gestão hospitalar se tornaram possíveis, alguns estão no auge, depois de duas décadas, com outros nomes. Mas o embrião dessa modernidade rupturista e subversiva diante do *status quo* começou ali, no meio da década de 90, uma das décadas perdidas das muitas do século XX.

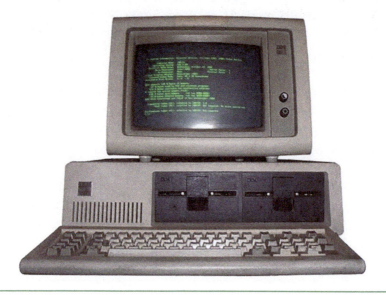

Figura 2.5. Ilustração/Crédito: IBM.

A FMUSP foi a primeira do país a introduzir a Disciplina de Informática Médica. Mas não diretamente na Educação Médica, e sim ao procurar ensinar aos seus alunos a usar e compreender as novas tecnologias. Mas a invasão era incontrolável, infiltrou-se em todas as áreas e disciplinas, submeteu os métodos tradicionais de ensino médico a uma obsolescência previsível. A ortodoxia centrada na atividade do professor e de seus instrumentos didáticos, no currículo e nas provas, foi sendo substituída pelas novas ferramentas virtuais sem negociação, foi unilateral. Acesso direto pelo aluno a elas e em muitos casos, dispensava a assistência ou presença do professor.

O aluno deixava sua passividade ortodoxa no ensino médico. Em nenhuma instituição de ensino superior a tecnologia de informação expôs seu fracasso inicial como no ensino e no aprendizado como nas escolas médicas. Ela foi introduzida, na maioria das escolas com um sistema educacional ruim, com aulas teóricas obrigatórias, currículos que não deixavam o aluno respirar, provas que pouco avaliavam o aprendizado.

E a demanda pela TI exigia o desenvolvimento de competências e capacitações no ensino médico, na cadeia assistencial e nos processos de pesquisa. Era um novo mundo, voraz, na velocidade da luz, obrigava a FMUSP a se reciclar da cabeça aos pés. Como a rastreabilidade de produtos para saúde; gerenciamento de risco e aplicação para redes de TI que incorporavam dispositivos médicos e estudo de impacto em produtos para a saúde.

No campo de incorporação de novas tecnologias, na área da saúde, o Ministério da Saúde até dezembro de 2017 incorporou 215 novas tecnologias (138 medicamentos, 73 procedimentos e 4 produtos), todos direcionados e incorporados ao SUS.

Dentro do conceito de Saúde 4.0 (a chamada quarta revolução industrial) agrupava nos serviços de saúde a digitalização, interoperabilidade, conectividade e rastreabilidade, automação e robótica colaborativa, tecnologia de informação médica e grandes dados, inteligência artificial, tecnologia móvel e portabilidade, manufatura aditiva, manufatura avançada e novos materiais.

A Internet das Coisas, análise de Big Data em Saúde, medicina personalizada, produção de anticorpos monoclonais, etc. Onde começava isso? Nas escolas médicas e nos quadros com que brindavam a indústria da saúde. Quem tinha os melhores quadros, a melhor plataforma multidisciplinar e profissional, para sustentar essa revolução? A FMUSP. Sim, era uma revolução. Qualquer outra palavra não se aplica a essa transformação histórica no campo da saúde no Brasil. Se o país foi a falência várias vezes, uma tradição mantida a ferro e fogo, é outra história. A saúde sobreviveu, sobrevive, sobreviverá.

Mas a FMUSP nunca abriu mão de seu papel e dos avanços que poderia proporcionar, o que está atestado nos livros de história da medicina brasileira e dessa vez não seria diferente. E com uma vantagem, um diretor e um superintendente com um pé no século XXI. E cientes de que o SUS aumentaria sua pressão por acesso a essas novas tecnologias e o impacto no seu custo assistencial e terapêutico para as escolas médicas.

Mas a saúde como um bem comum, um direito à vida nas sociedades modernas, é um vetor de desenvolvimento sustentável, sempre terá sustentação contínua. Não é algo que se possa suprimir com uma canetada. A inovação tecnológica em saúde (leia-se ensino, pesquisa, assistência), no que se refere ao Complexo HC-FMUSP era a sua capacidade de absorção, racionalizar as potencialidades desse novo mundo médico. E, em muitos casos, repassá-lo sem custo para congêneres.

Segundo a teoria institucionalista de Hodgson (2003), as Instituições, como a FMUSP e o HC, são sistemas duráveis estabelecidos e enraizados nas regras sociais e convenções que estruturam a interação profissional e social. Estas, por vezes, estimulam ou restringem o comportamento dos seus integrantes, tanto os orgânicos quando os externos. Elas dependem dos pensamentos e atividades dos indivíduos, mas não podem ser reduzidas a eles.

Os hábitos são propensões a comportamentos em determinadas situações, mas não são mecânicos, automáticos. As relações entre professores e médicos do Complexo HC-FMUSP podem dar-se de diversas maneiras, este pode estimular ou restringir novas preferências ou escolhas deles, em um processo contínuo e histórico. Mas não pode impedir unilateralmente os projetos e propostas individuais.

Esse fenômeno – capacidade de absorção institucional – é porque existe uma intrínseca e extensa relação desta com a quantidade de profissionais dentro da sua organização. Essa capacidade depende primeiramente da base cognitiva dos profissionais e de sua diversidade com a correspondente aceitação institucional dessa diversidade.

Nenhum grupo dentro da FMUSP ou do HC, por mais importante que seja, tem a capacidade de manter todas as competências necessárias para prover todos os serviços de saúde exigidos, bem como assistência ou difusão de modelos e competências. Mas aqui há uma diferenciação importante: por ser estratégica, para o país, na formação de médicos, a FMUSP teria e tem que ter uma capacidade extra para atender as necessidades do sistema de saúde pública em todos os campos. Ou seja, ela é única no que se propõe e entrega para o país. E pode contar com outras escolas médicas associadas como parceiras, aqui e no exterior, em projetos comuns, com o mesmo grau de dedicação e qualidade.

BATALHAS ÉPICAS

A efervescência dos estudos e debates sobre a educação médica observada nos anos 1990 dentro da FMUSP está conectada ao movimento internacional da educação médica, particularmente o norte-americano e o europeu. Foi uma década movimentada, não só dentro dela, como também na América Latina. Num cenário de reuniões e congressos, às dezenas com a participação de centenas de professores, alunos e dirigentes das escolas médicas da região. Mas foi também o auge do *gramscismo* na área da saúde. E o Complexo HC-FMUSP, com uma educação médica de especialidades e com um hospital-escola em permanente atualização tecnológica e atendimento de alta complexidade nunca foi uma faculdade de medicina voltada preferencialmente para a medicina comunitária e preventiva.

Sim, havia essa dualidade como escola médica, sendo criticada por sua dissociação entre seu ensino e a distância que mantinha em relação a realidade social do país. Invariavelmente conotações político-ideológicas, apesar de existirem também divergências teórico-metodológicas e de desencontros pessoais entre líderes dos movimentos de educação médica do país e da região com a FMUSP, a vanguarda da alta complexidade.

Reflexos também das disputas no âmbito internacional, de divergências e conflitos que existiam nos blocos nos quais o mundo se dividia – então, em dois blocos hegemônicos. Com arenas de lutas políticas decorrentes de contradições nas práticas médicas e na educação médica, baseadas em distintas concepções de sociedade, de políticas sociais, de políticas de saúde e de educação médica. E, nesse embate, a proposta da medicina comunitária, surgida pouco depois do início do movimento preventivista, e que se originou nos Estados Unidos, visava a reduzir tensões sociais em áreas marginalizadas das principais cidades do país.

MONOPÓLIO CONSENSUAL

A FMUSP era a unidade estadual mais federal da educação médica brasileira. Era fundamental no campo acadêmico nacional e em seu papel estratégico no processo de desenvolvimento do país. E monopolizava a representação da identidade brasileira acadêmica no exterior. Existiam profundas diferenças entre ela e suas congêneres, principalmente as federais e as privadas, quanto ao formato institucional, à vocação acadêmica, às demandas e expectativas profissionais de seus estudantes e às formas desenvolvidas pelas instituições para atendê-las. Eram diferenciadas – com antagonismos – em combinar o ensino, a pesquisa e a extensão.

O sistema de ensino superior tem um papel central no processo de modernização e de desenvolvimento do país. Abastecer com quadros e técnicos qualificados cientificamente para atender às diversas, e complexas, demandas tanto do setor público quanto do privado. E com a graduação e o sistema de pós-graduação formar docentes qualificados, pesquisadores e recursos humanos para a demanda nacional.

Com relação à educação médica, no final anos 1990 o ensino médico, após um longo período de estagnação, deu mostras que recuperava sua capacidade de crescimento e expansão. Com taxa média de crescimento de 7% ao ano, verificada no período 1994-98, somadas as escolas médicas públicas e privadas, a qualidade sofreu um abalo que se prolongou até os dias atuais. Os dados comprovam que expansão da educação médica, nas últimas décadas, foi no segmento privado.

A estagnação do setor público nos anos 1990 resultou no esgotamento da capacidade dos governos federal e estadual em aumentar seus investimentos na ampliação dessas instituições, principalmente daquelas que realizavam atividades de pesquisa. Algumas instituições públicas que concentravam determinados cursos tradicionais (direito, medicina, engenharia, arquitetura, odontologia, etc.) acolhem um público de considerável capital social e/ou escolar. E dificuldades para expandir suas matrículas, porque se o fizessem teriam de incorporar outro tipo de público, destituídos de direitos comuns a todos.

O desenvolvimento científico, tecnológico e cultural do país não poderá ser realizado sem a participação das universidades públicas, uma vez que algumas delas concentram o essencial da prática acadêmica, respondendo pelo que há de mais preeminente na formação da graduação, na oferta da pós-graduação e no desenvolvimento da pesquisa, isso só será possível pelo poder público.

A tradição da educação superior brasileira não é universalista, mas cultivadora de fortes traços elitistas. A elitização, no início, se justificava pelo diminuto número de instituições e de vagas. Com a evolução do sistema de educação médica, decorrente da dinâmica social e do aumento das possibilidades de acesso da população segregada às oportunidades educacionais avançadas, introduziu-se novos mecanismos de discriminação e de inserção social. Com o recorte público/privado, universidade/instituição isolada, ensino de elite/ensino de massa, blindando as camadas privilegiadas de um público historicamente marginalizado.

E o que fez o diretor Marcello Marcondes Machado? Aceitou as mudanças na educação médica, não só no país e América Latina, mas em todo o mundo. Mas sem ignorar ou fragilizar as bases da FMUSP diante de *modismos* passageiros. Alguns teóricos brasileiros da educação médica, por mais bem intencionados que sejam, insistem em coloca-la como mais *uma escola médica*. Estão enganados, ela tem uma trajetória exclusiva. Assim como Harvard, Oxford, Sorbonne, Cambridge e outras.

São escolas médicas que cumprem um papel específico: expandir as fronteiras do conhecimento médico permanentemente. Não criam para si, criam para a medicina, no sentido lato da palavra. Na educação médica a FMUSP tinha e tem o *efeito halo*, reverbera por todo o país.

Era – e é – o modelo de educação médica e assistência hospitalar hegemônicos no país. Se a América Latina caminha para onde caminha o Brasil, na educação médica brasileira caminha para onde caminha a FMUSP. Teria que coloca-la nos trilhos da modernidade do século XXI, que já se divisava no horizonte. Para contribuir para a construção de um país saudável, uma medicina atualizada, um sistema de saúde pública universal, socialmente justo. Nunca foi e nunca será uma escola médica descompromissada com a saúde pública. Trata-se, sim, do patamar de complexidade e abrangência que ela se propõe para atender na formação de médicos especialistas, não só para si, mas para toda a estrutura hospitalar do país.

Exemplos: o Instituto da Criança (ICr) é, desde a sua criação, a unidade referência do país no atendimento a infância e juventude. O Instituto do Coração (InCor) é referência como centro de excelência em cardiologia no exterior. A Clínica Médica é um centro irradiador de avanços permanentes para todo o sistema de saúde pública.

Segundo Marcondes, os programas/projetos que poderiam contribuir com modelos simplificados, baratos, e de precária qualidade para segmentos marginalizados da população, não era o que a FMUSP aceitaria e repassaria para o país. Mas sim participar concretamente com o trabalho teórico para a crítica ao sistema de saúde, a formulação de propostas com vistas a sua reorganização, eficiência, resolutividade na saúde pública.

Apoiar e participar das experiências pioneiras de extensão da cobertura e na (re)organização de sistemas descentralizados e hierarquizados de saúde pública. E problemas colocados na mesa: algumas debilidades da medicina comunitária, também chamada de medicina da família, tornou-a desestabilizadora, com elevado risco de rejeição das estruturas tradicionais, sua dependência de líderes carismáticos. E como atividade ser considerada marginal por envolver na maior parte das experiências apenas certos setores da escola médica, exclusivamente os departamentos de preventiva.

Em termos de qualidade teórica e prática, os novos modelos e práticas no sistema já em uso eram limitados, e em algumas áreas, ineficazes. Marcondes defendia que o problema central das instituições formadoras e dos educadores médicos era como preparar os médicos para o novo papel que desempenhariam em sistemas de saúde em transformação. E que isso não estava debatido e solucionado. Como professor de medicina, propunha dentro da FMUSP e do aparelho formador brasileiro (em sintonia com os debates internacionais sobre educação médica) a transição para uma nova sociedade democrática e o atendimento do direito universal à saúde em todas as instâncias da saúde pública.

A situação institucional da educação médica privada no país na década de 1990 era critica. Com limitadas possibilidades de intervenção assistencial e preventiva do entorno social. Somadas a uma crise de liderança e de governabilidade generalizada, de baixa capacidade de planejamento e de gestão administrativa, além de falta de autocrítica sobre a própria educação médica, restringindo-se a superficiais reformas curriculares.

A *aprendizagem baseada em problemas* e o *ensino orientado à comunidade* eram insuficientes e sujeitas a distorções. O que se tinha na educação médica era privada era uma medicina de baixo perfil preventivo e curativo, no grau de atenção primária. Medicina pobre, de médicos pobres clinicamente, para populações pobres, sem o imprescindível arsenal cientifico, teórico e metodológico, assistencial, necessário para permitir que os estudantes tomassem contato e troca de experiências com as realidades sociosanitárias das comunidades.

E sem o poder transformador ou emancipador em termos socioeconômicos dessas populações. Não se podia abrir mão da base científica e clínica para a educação médica e gestão do sistema. Sem amadorismos ou improvisações ideológicas:

1. Prioridades educacionais para escolas médicas brasileiras;
2. Estratégias educacionais com comprovação de resultados;
3. Integração da escola médica com o sistema de atenção à saúde;
4. Recursos para a educação médica: físicos, financeiros e humanos;
5. Relações entre ensino de graduação, de pós-graduação e educação continuada.

Qual era a preocupação central do diretor da FMUSP? Um corte transversal na educação médica com o maior consenso de que se pudesse dispor para qualidade dessa educação. Registradas uma febre de reformas curriculares, não só no Brasil, mas em todo o continente, estas não tocavam nos nós górdios instalados pelo monopólio sociológico e ideológico e a pouca atenção dada a medicina e a clínica de alta complexidade dentro de sua estratégica e necessária inserção social e política.

Especificamente, Marcondes propunha a geração de um novo modelo cientifico, biomédico e social, um novo paradigma educativo centrado numa conexão direta com o indivíduo e a sociedade. E como determinava seu substrato ético com valores na educação médica brasileira que transcendessem a prática. Reconstruíssem a ética do exercício profissional e embasasse a função social do atendimento às necessidades da saúde da população. Com trabalho médico interdisciplinar e de metodologias resolutivas.

Fundamental superar a contradição entre formação de especialistas e clínicos gerais dentro da FMUSP e que a escola enfrentasse criticamente a determinação tecnológica como critério médico de qualidade assistencial. E somente a reforma integral da educação médica na FMUSP poderia encontrar a saída desse velho dilema da educação médica. Era necessário continuar a formar melhores especialistas e, ao mesmo tempo, resgatar e fortalecer a formação geral na graduação, colocando-os adequadamente nas equipes de saúde, promovendo igualmente suas funções e reconhecimento sociais.

Uma discussão de décadas que ainda vai exigir mais décadas para que essas mudanças na educação médica e no modelo de atendimento chegue a um equilíbrio entre a clínica e a preventiva/comunitária, que vai beneficiar a todos.

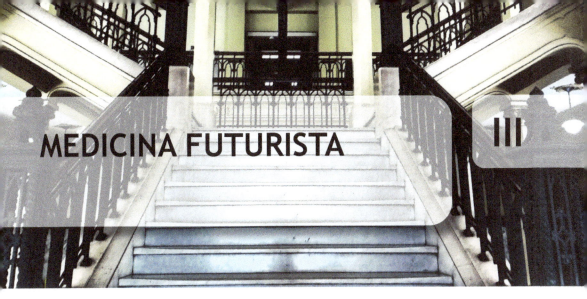

MEDICINA FUTURISTA III

A medicina mudou o mundo no século XX como nunca antes tinha ocorrido. As descobertas se sucederam de forma acelerada, proporcionou ao homem comum a possibilidade de sonhar com uma longevidade centenária. Vive-se atualmente uma medicina fantástica que produz bebês de proveta, imuniza contra doenças transmissíveis que matavam comunidades inteiras no passado, corrige cirurgicamente qualquer órgão defeituoso, faz anestesias seguras, transplanta órgãos que não funcionam mais, corrige a bioquímica do sangue que se altera, prediz a possibilidade de tumores em recém-nascidos e através da engenharia genética à natureza pode ser reinventada.

Esta evolução, no entanto, teve um preço, custou, custa muito dinheiro. Os conhecimentos médicos se avolumaram de tal forma que eram produzidos cerca de 1 milhão de artigos médico-científicos por ano. Ainda que 98% seja lixo e apenas os 2% restante seja realmente boa literatura médica e importante. Para se atualizar em todos os campos da medicina seria preciso ler cerca de 50 artigos por dia. Impossível. Para o médico, há somente uma escolha entre duas alternativas, ou se sabe um pouco de tudo ou tudo de um pouco.

CRISES DIÁRIAS

De que medicina estamos falando? Com a educação médica em convulsão, com uma usina de crises instalada no aparelho formador, na soleira, final de século, e que não podia ser ignorada e que exigia, no dia a dia, ajustes inadiáveis e inegociáveis. Esse era o desafio cotidiano que todos os dias tinha que ser enfrentado por Marcello Marcondes:

- Das práticas que priorizavam os resultados dos exames em detrimento dos sinais e sintomas clínicos;
- Que davam mais atenção às máquinas e aparelhos de diagnóstico e de tratamento do que ao paciente e seus familiares ou acompanhantes;
- Enxergava-se, espaço único, os limites do consultório, do centro cirúrgico ou dos serviços de saúde.

A proliferação descontrolada de novos cursos médicos privados provocou uma hipertrofia da oferta. Instalados em ambientes impróprios, adaptados, sem disporem do mínimo em equipamentos e, principalmente, carentes de pessoal docente. O resultado de tudo foi um ensino fracionado, teórico o mais praticado, sem prática da doença, em que não podia o docente seguir com o paciente, acompanhando-lhe a agressão biológica, ou mental. Inúmeras faculdades privadas habilitaram médicos, tanto com formação teórica como prática, precárias, que se lançaram, de pronto, no mercado-de-trabalho e foram atender à população sem a devida qualificação e habilidades.

O processo de formação de médicos não é um processo isolado, encontra-se dependente diretamente da estrutura econômica, política, social, predominante na sociedade, onde se desenvolvem e estabelecem relações com outros processos e, em especial, com a prática médica. Fragilizara-se a base de princípios éticos no atendimento à saúde e doença, em seus diferentes graus de atenção, na prevenção, recuperação e reabilitação no processo de saúde. Do compromisso social com a saúde integral do ser humano. Esse foi o legado dessa intervenção estúpida do poder militar, danos em série. Medicina e Militarismo jamais se misturaram. Militar mata, médico trata, salva.

E a crise ética atingiu o fundo do poço. Ética é própria da natureza da profissão. A profissão tem que ser exercida com absoluto compromisso com a ética. Não se pode atender com outro objetivo que não seja o benefício do doente. A profissão existe não para o médico, ela foi feita para o doente. O médico é um simples agente. E muitos médicos recém formados confundiam a profissão com a comercialização.

A clássica relação médico-paciente entrara em parafuso. Não mais diretamente com o médico, mas do paciente com os instrumentos requisitados para seu diagnóstico. E a máquina decidia, sem apelação. Além de que podia ser atendido por um especialista em *órgão*, para determinada *doença*, com conhecimento precário de clínica médica como suporte terapêutico.

Se tinha que reposicionar o *espírito da FMUSP*, que sempre foi um espírito de vanguarda, um espírito de compromisso com a sociedade, com o avanço do conhecimento e da medicina como objetivos principais. Se tratava, objetivamente, de como médicos, exercer o papel para o qual haviam sido preparados. Atender a sociedade e suas demandas de uma assistência de qualidade, uma prevenção fundamental para manter a qualidade da vida. Sem abdicar, como agentes da ciência médica, colocá-la com seus avanços a serviço de quem dela precisasse.

A ciência não é neutra, pelo contrário, está ininterruptamente em movimento. Ela é uma ciência sempre que, na busca do conhecimento, na busca da verdade, enfrenta credos, enfrenta superstições, enfrenta crenças. E, nesse sentido, cabia aos médicos, como cientistas, desmistificar no imaginário popular as mistificações do atendimento médico com os novos avanços.

Além de curar ou tratar ou atender, educar para o conhecimento científico. Não só os alunos de medicina, mas a sociedade toda. Uma das máximas que se aprende já no primeiro semestre e nos primeiros passos, é que não existe salvação (para os doentes) fora da ciência, em medicina ela é vital. Uma das dificuldades dessa nova quadra da medicina – em todos os campos e atribuições – é que a educação médica continuada e a reciclagem se tornaram fundamentais não só para o exercício, mas para a qualidade do atendimento prestado.

As resistências a esse novo paradigma foram agressivas. Dificílimo para muitos aceitar, por não entenderem, que a cada tantos anos teriam que se reciclar. A reciclagem teria que ser contínua. Esse era o futuro. Em 10 anos o que eles aprenderam se tornava obsoleto. E em 20 anos não era mais praticado. Mas isso não pode ser confundido com o conhecimento clássico, atualizado, mas atemporal. A aorta continua virando para o lado que ela vira, o fígado nunca saiu do lugar, etc.

> **Marcello Marcondes**
>
> O que é a técnica? Eu tinha um receio, um medo da super-hiper-mini especialização, que às vezes se confunde apenas com uma técnica. O indivíduo aprende a fazer, a exercer, usar uma técnica e a usa com competência, sim. Mas saindo do gesto que ele tem que fazer ou do olhar que ele tem que pôr num visor e escrever um pequeno laudo, esquece o ser humano, psicossomático, indivisível.
>
> Esquece o compromisso social, no que diz respeito à saúde comunitária, esquece até coisas como o conceito de cidadania, porque ganha vida fazendo um gesto. O meu otimismo será se acontecer que esse desenvolvimento científico tecnológico seja o elo para a pesquisa interdisciplinar. Se isso ocorrer, até estes que sabem apenas fazer um gesto, podem contribuir para o crescimento interdisciplinar. O progresso vem pelos meios, vem pelo interstício. A interdisciplinaridade tão buscada e ainda tão precária seria para o jovem médico um instrumento poderoso por ter um conhecimento interdisciplinar.

Hermeneuticamente, se pode interpretar essas afirmações de Marcello Marcondes – míni especialidade, mini especialista – como limitadas para ampliar a ponta do conhecimento da ciência médica ou do campo ao qual tinham escolhido. O contraponto a esse profissional era o investigador clínico, que segundo Marcondes, deveria adotar como campo pessoal de pesquisa um setor restrito da medicina e nele se aprofundar. E com trabalhos planejados contribuir com algo original para o conhecimento médico-científico. E sua atividade junto aos doentes e às doenças deveria ser ampla, mas conservar o caráter unitário da medicina, sem fragmentá-la. E que sua atuação é apenas parte de um todo.

Uma observação necessária: não há hospital universitário que se preze sem uma boa residência, no aprendizado duro, prático, nas enfermarias, nos serviços, no PS. Isso no HC é dogma. É nela que encontram os residentes os estímulos, a sobrecarga de técnicas e procedimentos que os habilitarão para o que irão enfrentar cotidianamente.

A interação concreta com a doença e o paciente é a que forma o grande médico. É a etapa onde a personalidade e o perfil profissional do médico são moldados. Precedido por uma boa formação médica. Quem não a faz tem diploma, mas não sabe medicina.

ESCOLA DAS ESCOLAS COM HOSPITAL MODELO

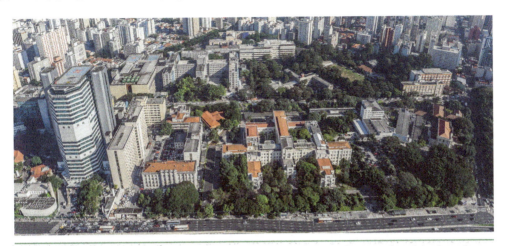

Figura 3.1. Complexo HC-FMUSP, o maior centro de atendimento à saúde do país.
Foto: Banco de Imagens do Hospital das Clínicas da FMUSP.

A FMUSP, desde a década de 1930, usufruiu de uma tradição de autonomia diante do poder federal. Formara-se nela um complexo campo acadêmico de crescimento quantitativo e qualitativo de diferenciação em relação aos outros cursos do país. Com estrutura própria, autônoma, diferenciada, hierarquia interna, interesses singulares irredutíveis aos objetos, às lutas, aos interesses constitutivos de outros campos acadêmicos.

As universidades estaduais constituem um segmento específico no conjunto do ensino superior do país. Ao contrário das universidades federais e particulares, encontram-se fora da alçada do MEC, uma vez que são financiadas e supervisionadas pelos seus respectivos governos estaduais, sujeitas exclusivamente ao controle da esfera estadual.

Mas a diferenciação produzida na educação médica brasileira pela FMUSP não deva ser apreendida como um aspecto negativo, ou uma manifestação de indiferença a outros cursos privados. E a FMUSP sempre foi considerada como um modelo de educação médica de alto padrão, inclusive em termos internacionais.

O contínuo crescimento do ensino médico privado verificado no país nas últimas três décadas foi de uma proliferação descontrolada de cursos sem qualidade na graduação, pesquisa, residência, pós-graduação. A insuficiente titulação do seu corpo docente, a capacidade científica mínima instalada e os formatos organizacionais desses cursos, o seu prestígio e o reconhecimento social e simbólico tiveram sempre uma crise de confiança e credibilidade para com os médicos que formou sobre suas habilidades e competências. Médicos que não haviam tido nenhum contato ou experiência médica de alta complexidade.

A aceleradíssima evolução da tecnologia médica dessa época atropelava o médico no seu dia a dia clínico. E tinham que entender que não podiam mais fazer ciência de bairro. Critérios essenciais que norteavam a educação médica brasileira necessitavam ser revistos. E as escolas médicas teriam que rever forçosamente suas práticas e propostas de ensino/treinamento/habilitação diante desse novo quadro tecnológico e pedagógico.

Onde começara essa demanda, que se tornara crônica em termos de atualização da educação médica brasileira? Uma discussão que tinha tempo suficiente para não ser mais adiada, começara na década de 1950. Com a criação de programas de pós-graduação, periódicos específicos de especialidades, congressos nacionais e internacionais, fundação de sociedades médicas de especialidades. Mas ainda, em grande parte do aparelho formador nacional, uma colcha de retalhos.

GRANDES PARCEIROS

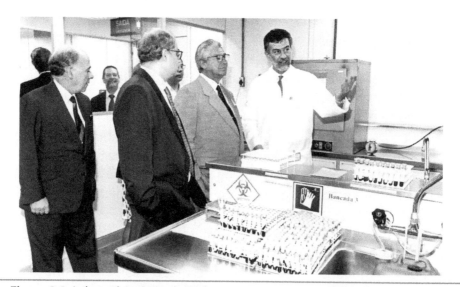

Figura 3.2. Laboratório Central – Reforma e expansão. Foto: Banco de Imagens do Hospital das Clínicas da FMUSP.

O governador Mário Covas visita a expansão do maior e mais moderno laboratório de exames do país em 1988. Sempre atualizado, com a automatização de algumas áreas. A parasitologia é a única que ainda usa tubos de ensaio e microscópio.

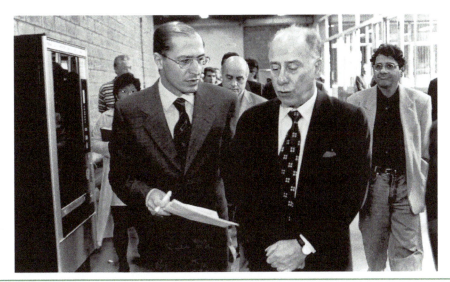

Figura 3.3. Médico anestesista, o então governador Geraldo Alckmin foi um parceiro com alto grau de investimentos e colaboração com o HC. Foto: Banco de Imagens do Hospital das Clínicas da FMUSP.

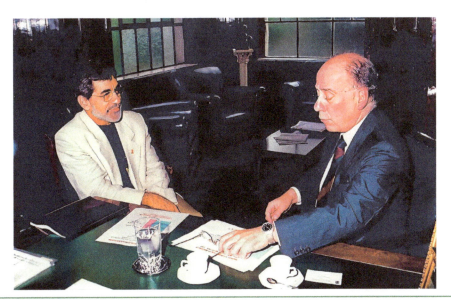

Figura 3.4. Na gestão de Marcello Marcondes se estabeleceu uma cooperação direta entre o CFM e Academia. Marcello Marcondes e Valdir Paiva Mesquita formalizaram a parceria entre as duas instituições. Foto: Banco de Imagens do Hospital das Clínicas da FMUSP.

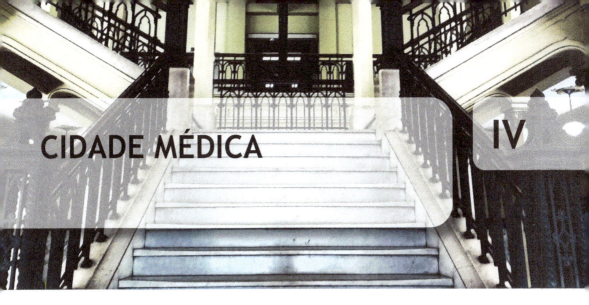

CIDADE MÉDICA

IV

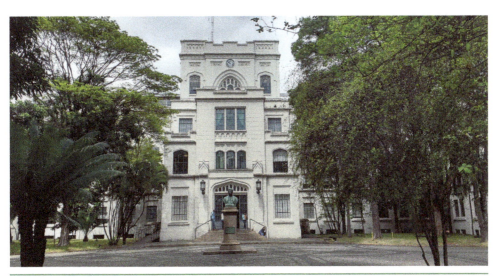

Figura 4.1. Foto: Banco de Imagens do Hospital das Clínicas da FMUSP.

Que escola médica era essa, para o qual havia sido eleito?[1] O que estaria sobre seus ombros? Aparelho gigantesco (tanto o formador como o seu braço assistencial) e com uma burocracia dona do seu destino e ciosa de suas prerrogativas imutáveis. A FMUSP era a unidade estadual mais federal da educação médica brasileira. Era insuperável na educação médica nacional e no seu papel estratégico no processo de desenvolvimento do país. E monopolizava a representação da identidade brasileira acadêmica no exterior.

---

[1] Ver Anexo 1.

Existiam profundas diferenças entre ela e suas congêneres, principalmente as federais e as privadas, quanto ao formato institucional, à vocação acadêmica, às demandas e expectativas profissionais de seus estudantes e às formas desenvolvidas pelas instituições para atendê-las. Eram diferenciadas – com alguns antagonismos - nas modalidades de combinar o ensino, a pesquisa e a extensão.

Com cinco cursos de graduação: **Medicina, Fisioterapia, Fonoaudiologia, Terapia Ocupacional.** No campus Pinheiros fica a Medicina, com área construída de 44.000 metros quadrados. Os cursos de Fisioterapia, Fonoaudiologia e Terapia Ocupacional estão na Cidade Universitária em uma área de 6.000 metros quadrados. A **Física Médica** se tornaria alguns anos à frente uma nova disciplina, atualizada, mas já estivera presente anteriormente. É ministrada no período noturno e no Instituto de Física (IF), na Cidade Universitária.

Numerologia da FMUSP

- 368 professores
- Com 1.400 alunos na graduação
- Mais de 1.600 residentes
- Mais de 1.000 colaboradores
- Mais de 1.800 alunos na pós-graduação e
- 29 programas de pós-graduação *Stricto sensu* (mestrado acadêmico, mestrado profissional e doutorado)
- 93 programas de especialidades de residência médica
- 210 programas de Complementação Especializada
- 21 programas e cursos de Formação Profissional e Educação Continuada 14 programas de Residências em áreas da Saúde
- 13 cursos de Especialização *Lato sensu*. Parceria com o Hospital Universitário – HU - tem o Centro de Saúde Escola Butantã como unidade docente-assistencial, especializada em atenção primária à saúde.
- Em 2015, foi implantado o *Medical Winter Schools*, que recebe alunos de universidades de diversos países.[1]

---

[1] Dados de 2019.

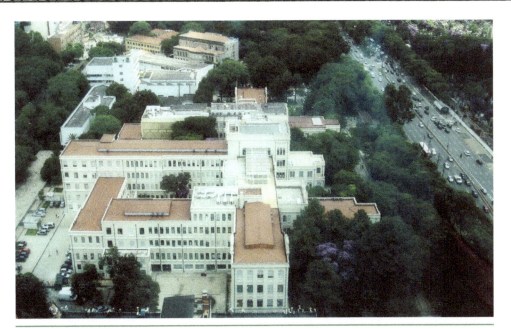

Figura 4.2. Complexo HC-FMUSP - Vista aérea (1990). Foto: domínio público.

NUMEROLOGIA DO HC

Diariamente, cerca de 50 mil pessoas circulam pelo Complexo Hospital das Clínicas da FMUSP. São pacientes, acompanhantes, visitantes, funcionários, atendentes, alunos, professores. O Hospital das Clínicas é o maior hospital escola da América Latina e um dos maiores do mundo. É o maior centro de pesquisas médico-científicas do país, com 66 laboratórios de investigação médica, os LIMs, com 230 grupos de pesquisa e expressiva produção científica. A média de publicação de artigos científicos desse complexo é de 3.600 por ano.

Hospital tem regras de funcionamento sem correspondência com nenhuma de outras organizações existentes na sociedade. Funcionários treinados para tocar uma máquina assistencial cuja natureza é única. Funciona 24 horas por dia, nunca fecha, sem feriados de nenhum tipo, sejam quais forem, sempre tem que estar com sua capacidade máxima disponível, independente da demanda de todos os tipos e de quantos leitos estejam ocupados. Em caso de lotação, macas nos corredores.

Os médicos têm horários marcados para entrar mas não para deixá-lo. O atendimento médico pode começar em qualquer horário, no Pronto Socorro, nos Serviços, nas Enfermarias, mas não se pode decidir quando vai terminar. Depende da gravidade do paciente, da evolução do caso, até que se dê as condições de alta.

Em 1994, quando Marcondes assumiu seu mandato na diretoria da FMUSP, o HC festejava o seu cinquentenário. E nessas cinco décadas havia atendido mais de 33 milhões de pessoas – três vezes a população da capital do Estado de São Paulo. Desde a sua fundação, sabia-se que estava fadado a números gigantescos. Ou melhor, astronômicos.

1994
- Atendimento pronto-socorro: 1.506.000
- Consultas ambulatoriais: 3.047.000
- Internações: 187.000
- Cirurgias: 103.000
- Transplantes: 976
- Exames radiológicos (Radiografias, ressonância magnética, tomografia e outros): 2.250.000
- Refeições servidas: 13.755.000
- Mamadeiras: 3.592.000

Uma pesquisa do Datafolha feita à época apontava que quase um terço dos paulistanos já fora atendida no HC e 47% acompanharam alguém, pelo menos uma vez, ao hospital. E 56% sabiam que era um hospital-escola e 70% o avaliavam como ótimo ou bom hospital. Já para 27% dos usuários do Pronto Socorro, a superlotação era seu maior problema

Como gerir esse monstro? A responsabilidade de modernizar e reestruturar todo o complexo estava implícita para a nova gestão. E foram ativados diferentes grupos, como o do controle de atividades administrativas (auditorias internas) com a consolidação e reformulação das ordens de serviços e portarias dos últimos cinquenta anos. E o mais importante, a avaliação global de desempenho do hospital, direcionada a qualidade do atendimento, essencial para as reformas que se estavam implantando.

Quando se aborda a numerologia do HC-FMUSP passa-se da progressão geométrica para expansão exponencial.

1996

- 2.600 médicos
- 2500 leitos
- 80.000 internações
- 1,5 milhão de consultas ambulatoriais
- 250 mil atendimentos de emergência
- 50 mil cirurgias
- 13 milhões de exames laboratoriais
- 3,4 milhões de procedimentos de imagem
- 130 mil radioterapias
- 110 mil quimioterapias
- Circulação diária de 45 mil pessoas
- 21.600 funcionários

Em oito institutos

- Instituto Central
- Instituto de Psiquiatria
- Instituto do Coração
- Instituto de Radiologia
- Instituto de Radiologia
- Instituto do Câncer
- Instituto da Criança e do Adolescente
- Instituto de Ortopedia e Traumatologia
- Instituto de Medicina Física e Reabilitação
- Hospital Auxiliar de Suzano
- Hospital de Perdizes
- Instituto de Álcool e Drogas.
- Rede Hebe Camargo de Combate ao Câncer
- Rede de Reabilitação Lucy Montoro

NOVOS TEMPOS

Qual seria o papel dele e da FMUSP na graduação e assistência, pesquisa básica e aplicada, diante desse novo mundo médico e das mudanças propostas, inclusive por outros setores não médicos? Mesmo que se formasse super médicos, com o número de variáveis envolvidas em cada problema biológico, torna-se difícil estabelecer bases totalmente científicas para a prática médica. Os conhecimentos médicos, por mais consagrados que sejam, podem ser imperfeitos e incompletos e, portanto, as decisões tomadas padecerão de deficiências no atendimento do paciente. A conquista de novo conhecimento e procedimento traz no seu bojo uma multiplicação de incertezas, pois as novas variáveis provocarão a obsolescência das antigas soluções.

Essa louca corrida que agrega geometricamente novas técnicas e terapias forçou o surgimento de especialistas em áreas cada vez mais limitadas. O trabalho médico tornou-se, em algumas áreas, mais trabalhoso e complexo. Problemas que eram simples, e por isso exigiam pouca elaboração diagnóstica e terapêutica passaram a serem considerados de alta complexidade, requerendo cada vez mais o concurso dos superespecialistas de área específicas para que se encontrasse a solução adequada.

Essa situação se acentua e afeta toda a cadeia de atendimento chegando-se a uma consequência perversa: desqualifica integramente o clínico geral, aquele profissional capaz de resolver 70% dos pacientes que são atendidos na porta de entrada no sistema. E obriga-los a consultarem um grande número de médicos especialistas até que, por mera casualidade, venham a encontrar, ou melhor, acertarem (como num jogo de azar) o superespecialista indicado para tratar o seu mal.

O *novo sistema* (extremamente custoso) provoca uma infindável cadeia de consultas desnecessárias, podendo provocar iatrogenias no paciente, pois nem sempre o especialista se limita a tratar de diagnosticar problemas para os quais foi especificamente treinado. Tal situação parecia, naquele momento irreversível e a obsolescência do clínico geral, inevitável.

E paradoxalmente, pela crescente aparição de subespecialistas, mina o terreno dos especialistas. Novas e sofisticadas técnicas e aparelhagens surgiram aos vagalhões e impossibilitavam que um especialista, por mais completa que tenha sido sua formação, dominasse todos os métodos e recursos de sua própria especialidade. E reviu-se não só a necessidade de recuperar os clínicos gerais como porta de entrada do atendimento, mas porque bem treinados estariam capacitados para resolver não só a maioria dos problemas médicos mais frequentes, mas também indicar o subespecialista adequado quando fosse necessário.

NOVA CLÍNICA

Nesse contexto, a emergência da *medicina tecnológica* força uma *educação médica tecnológica*. E vice-versa. As escolas médicas e seus hospitais universitários obrigados a adotar condutas e relações de reprodução desse novo modelo dominante de organização dos serviços de saúde e práticas profissionais.

A tecnologia médica em implantação atropelava o médico no seu dia a dia. Era todo um conjunto de competências, habilidades e atitudes, novas, ao seu dispor. E as escolas médicas teriam que rever suas práticas e propostas de ensino. Em progressão geométrica a febre no uso de tecnologias digitais para metodologias ativas de ensino e aprendizagem exigia inovações curriculares e novas estratégias de ensino.

Mas gerou-se simultaneamente um vácuo, de pesquisas que dimensionassem qualitativa e quantitativamente as transformações didáticas e práticas provocadas pela introdução destas inovações, tanto para docentes como discentes. Exigida uma educação médica lastreada em bases científicas mais rígidas, que possibilitasse competências e habilidades fundamentais para o exercício profissional.

Novos valores e paradigmas, como o trabalho em equipe, o zelo ético na prática profissional, a responsabilidade social, o comprometimento com a educação continuada, que transcendiam a dimensão unicamente técnica, questionavam a eficácia e a resolutividade final das máquinas e seus *milagres*. O clínico geral (e até o subespecialista) ficavam, rotineiramente, em segundo plano. Mesmo que isso fosse sublimado por todos, um acordo tácito.

SEM PESQUISA NÃO HÁ INOVAÇÃO

A universidade pública é responsável pelos melhores cursos de graduação e pós-graduação, residências, e pela quase totalidade da pesquisa científica e tecnológica do Brasil. É citação obrigatória para qualquer discussão sobre a universidade brasileira e seus compromissos acadêmicos e sociais. Embora a quase totalidade da pesquisa científica e tecnológica do Brasil tenha sua origem direta ou indireta nas universidades públicas pouco se sabe do alcance desse imenso trabalho.

É ilusório comprar pacotes de ciência e tecnologia no exterior. Mesmo que as tecnologias e os equipamentos estejam disponíveis e desprotegidos por patentes, de pouco servirão se não tivermos técnicos e cientistas capazes de operá-los à nossa realidade e demandas. Qualquer nação pode comprar o mais avançado e o mais caro equipamento de neurocirurgia mas, se não houver um neurocirurgião, será menos útil do que um comprimido de aspirina.

Nos países adiantados (todos nós sabemos quais são na área de ciências biológicas) e ao papel desempenhado pelas universidades públicas, todos possuem pesquisa científica de média e alta complexidade financiada por fundos públicos. A razão é muito simples: a pesquisa é uma atividade cara, de retorno seguro a longo prazo, mas incerto no horizonte imediato e pouco atrativa para a iniciativa privada.

A inovação e o progresso científico e tecnológico são dependentes da melhora qualitativa do ensino de medicina, que não pode ser desvinculado da formação científica e geração de conhecimento. Essa etapa é crítica não apenas para a formação dos futuros pesquisadores como também como parte do treinamento do médico para a compreensão e aplicação de resultados de pesquisas realizadas por outros como para a absorção e utilização educada dos progressos da medicina após a sua formação.

Não há boa faculdade e boa medicina sem uma sólida pesquisa clínica, nucleada por uma trupe de orientadores com título de doutos, titulação que somente pode ser alcançada pela realização de investigação de alto padrão. A mais expressivas realiza-se no Brasil em cerca de duas dezenas de centros, em sua grande maioria de natureza pública, fortemente concentrados no Sul e Sudeste.

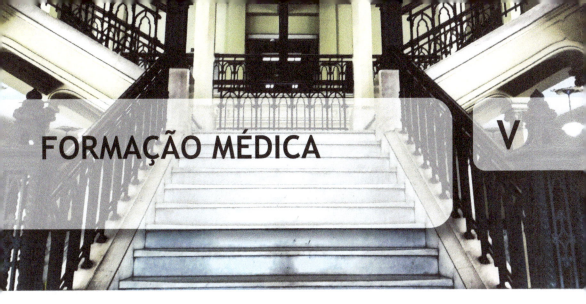

FORMAÇÃO MÉDICA

V

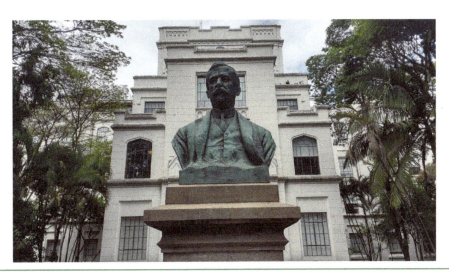

Figura 5.1. Busto de Arnaldo Vieira de Carvalho, fundador da FMUSP, no pátio de entrada. Foto: Domínio Público.

Ele ascendera a mais importante cadeira da educação médica brasileira numa conjuntura especial, no auge da consolidação do progresso na medicina do pós guerra (1950-1980). Mas com a educação médica em crise (universal). Práticas que priorizam os resultados dos exames em detrimento dos sinais e sintomas clínicos; que dão mais atenção às máquinas e aparelhos de diagnóstico e de tratamento do que ao paciente e seus familiares ou acompanhantes; que enxergam como meio ambiente somente os limites do consultório, do centro cirúrgico ou dos serviços de saúde.[1]

---

[1] O panorama nas escolas de medicina privada era desolador.

Que medicina ele disporia e que medicina o país demandava? Cunhou-se uma expressão que expressa bem essa situação: o cientificismo excessivo das práticas de saúde, desvinculado do humanismo e da ética.

Uma relação cuja ligação entre o profissional e o usuário do sistema passou a ser muito mais o exame e o equipamento, em detrimento do relacionamento pessoal e profissional. Nesse contexto, o que fez a FMUSP? Sempre fora uma Faculdade de Medicina inovadora, revolucionária em termos pedagógicos, modelo nacional como ensino-pesquisa-assistência em termos de medicina contemporânea.

Era fundamental que se revisasse as bases estruturais da educação médica brasileira. E isso a FMUSP sempre fizera. Alguns critérios essenciais que norteavam a educação médica brasileira necessitavam ser revistos. Sem esquecer que alguns deles tinham sido destruídos pela ditadura: o processo de formação de médicos não é um processo isolado, encontra-se dependente diretamente da estrutura econômica predominante na sociedade, onde se desenvolve e estabelece relações com outros processos e, em especial, com a prática médica.

A prática médica está ligada à transformação histórica do processo de produção econômica. A estrutura econômica determina, como acontece com todos os demais componentes da sociedade, a importância, o lugar e a forma da medicina na estrutura social. Essa determinação não corresponde a uma causalidade simples, pois há uma autonomia relativa da prática médica, e o mesmo acontece com a educação médica em relação à prática médica. Ou seja, em relação às formas de organização da medicina.

É um jogo complexo, dentre as quais estão às provenientes das relações de força estabelecidas entre os distintos grupos sociais e o Estado em torno de demandas relativas à problemática de saúde. Nesse contexto, a emergência de uma *medicina tecnológica* corresponde ao florescimento de uma *educação médica tecnológica*. E vice-versa. As escolas médicas, principalmente através dos seus hospitais universitários, incorporam condutas e relações que servem como poderosos instrumentos de reprodução do modelo dominante de organização dos serviços de saúde e práticas profissionais.

Fruto dos questionamentos relativos à prática médica – que se acumularam, tanto dentro como principalmente fora das escolas de medicina nos últimos anos do século XX – da metade dos anos 1980 em diante –, verificou-se na América Latina um relativamente vigoroso movimento de reformas educacionais que pressionava as escolas médicas. Essas reformas representavam o reflexo necessário, no âmbito da educação médica, de reorganizações da própria prática médica, decorrentes de reformas do setor saúde que passaram a acontecer em muitos países da região. A compreensão das propostas atuais de mudança na educação médica latino-americana só pode ser entendida tomando-se como referência os marcos históricos das décadas precedentes.

PÓS-GUERRA

Com o término da Segunda Guerra Mundial, produziu-se uma mudança no tipo de influência sobre a educação médica existente no mundo. Antes da metade do século, as escolas de medicina da maioria dos países recebiam influência principalmente da Espanha, Portugal, França, Alemanha e Reino Unido. A partir de 1945, novas relações econômicas e culturais foram mundialmente estabelecidas e a influência europeia decresceu, passando a haver um predomínio norte-americano também na educação médica.

Essa ruptura comporta duas abordagens distintas, mas não antagônicas. Uma primeira maneira de tratar o assunto é fazer uma análise da situação atual do ensino médico no Brasil, procurando projetá-lo no cenário global e buscando identificar os seus pontos fortes e as debilidades, no sentido de propor correções.

Uma segunda, que parta da situação epidemiológica, de saúde pública e demográfica do país, e que leve em conta o cenário global da medicina brasileira, é possível identificar uma agenda de temas e ações que exigiam da atual medicina brasileira a fixação de alguns objetivos centrais:

- Melhoria da qualidade de vida da população brasileira;
- Fortalecimento da medicina racional e de custo razoável
- Absorção e aplicação tecnológica e farmacêutica
- Treinamento prévio dos médicos e dos profissionais de saúde envolvidos.

Uma constatação básica e prática: o ensino médico não se realiza de maneira independente da situação prática do exercício da medicina e das condições de saúde da população. Em seu limite, uma visão como esta pode levar a restrições indesejáveis à um ensino de qualidade, prejudica a liberdade da inovação, inibe a capacidade criativa e culmina com um tipo de direcionamento científico-clínico que já se demonstrou desastroso em vários cenários. Mas o ensino médico não pode ser baseado somente num valor abstrato do conhecimento científico. Há que haver um equilíbrio. Ele não pode ser desvinculado da sua inserção, atuação e influência social e política como profissionais de uma categoria de ponta em termos científicos e tecnológicos. Os médicos influenciam fortemente as políticas públicas de saúde e de investigação clínica. Vamos discutir qual seria esse equilíbrio:

- Demanda crescente por novos serviços, resultante do envelhecimento da população
- Rápida inovação da tecnologia médica voltada ao diagnóstico, ao tratamento e à readaptação de pacientes com doenças crônicas;
- Persistência de desigualdades sociais que se refletem na qualidade de vida da saúde
- Prevalência de doenças infecciosas e distúrbios derivados da miséria ou da falta de saneamento;
- Otimizar o uso dos recursos disponíveis para o setor de saúde;
- Crescente importância dos agravos resultantes ou associados à urbanização e industrialização, tais como violência, acidentes, alcoolismo e adição a drogas;
- Criar uma indústria farmacêutica, hospitalar, laboratorial e biotecnológica própria, com independência tecnológica;
- Capaz de atender às nossas necessidades e participar do esforço de exportação de insumos e equipamentos.

Qual seria o exigido da FMUSP diante disso como aparelho formador, assistencial e de pesquisa básica e aplicada? Apenas 10%-20% dos cerca dos médicos formados anualmente no país têm algum contato com a pesquisa médica de ponta. Ao avaliar o impacto formativo que ela (e o método científico) têm sobre a educação do médico, conclui-se que uma parcela significativa deles é formada à margem desse sistema, não estão aparelhados para liderar ou pelo menos acompanhar e absorver as inovações no setor de saúde, todas decorrentes do desenvolvimento científico.

A inovação e o progresso científico e tecnológico são dependentes da melhora qualitativa da pesquisa no ensino de medicina, que não pode ser desvinculado da formação científica e geração de conhecimento. Essa etapa é crítica não apenas para a formação dos futuros clínicos como também como parte do treinamento do médico para a compreensão e aplicação de resultados de avanços. Não só por investigações na área médica, mas por outras áreas afins, para a sua absorção e utilização desses progressos da medicina de forma continuada, mesmo após a sua formação e especialização.

Não há uma boa faculdade de medicina sem uma sólida pesquisa clínica, nucleada por uma de orientadores com título de douto. Titulação que somente pode ser alcançada pela realização de um trabalho de pesquisa. A pesquisa médica mais expressiva realiza-se no Brasil há décadas, predominantemente em cerca de duas dezenas de centros, em sua grande maioria de natureza pública, fortemente concentrados no Sul e Sudeste.

Em universidades federais e estaduais e algumas instituições isoladas. Isso representa duas realidades:

a) Necessidade de que a rede privada hospitalar e de ensino médico, em parceria ou isoladamente, invista em ensino, pesquisa e assistência de qualidade;

b) Utilizarem adequadamente como sede de pesquisa médica a excelente massa crítica e científica existente nela.

Componente adicional a ser considerado nesse objetivo é o elevado custo dos procedimentos médicos e de assistência à saúde, incluindo o diagnóstico, medicamentos, equipamentos médicos, hospitalares e laboratoriais, entre outros. Partes consideráveis e crescentes desses recursos são direta ou indiretamente transferidas para o exterior. O desenvolvimento de tecnologia nacional, capaz de competir com a importada ou substituí-la, deve também constituir uma prioridade, mesmo para temas que não são prioritários pela sua importância epidemiológica no país.

EDUCAÇÃO MÉDICA TECNOLÓGICA

Ele iria dirigir a unidade mais complexa e custosa de uma universidade pública gratuita. Com a febre tecnológica do ensino médico em curso, com o uso de tecnologias digitais para metodologias ativas de ensino e aprendizagem, a pressão cotidiana e diária por inovações curriculares e novas estratégias de ensino. Mas gerou-se simultaneamente um vácuo, de pesquisas que dimensionassem qualitativa e quantitativamente as transformações didáticas e práticas provocadas pela introdução destas inovações, tanto para docentes como discentes.

Os movimentos relativos à essa *medicina tecnológica* se acumularam, notadamente, a partir dos anos 1980, com reformas ditas de alta complexidade nas principais escolas médicas do continente latino-americano, seguindo-se a onda universal avassaladora, mas com reduzida capacidade tecnológica. Representavam uma virada radical do que se fazia até então, tentavam preservar as conquistas das décadas precedentes.

Essa ruptura implica em duas abordagens distintas, mas não antagônicas. Uma primeira é uma análise da situação atual do ensino médico no Brasil, procurar projetá-lo no cenário global e buscar identificar os pontos fortes e as debilidades, e propor correções.

A primeira ancorada na situação epidemiológica, de saúde pública e demográfica do país, e considerando o cenário global da medicina brasileira, é possível identificar temas e ações que exigem da atual medicina brasileira a fixação de alguns objetivos centrais: a melhoria da qualidade de vida da população brasileira, o fortalecimento da medicina racional e de custo razoável, a absorção e aplicação tecnológica e farmacêutica com o treinamento prévio dos médicos e os profissionais de saúde envolvidos.

A segunda, o ensino médico se ministrava independente da situação prática do exercício da medicina e das condições de saúde da população. Gerava exceções indesejáveis à um ensino de qualidade, limitava a inovação, inibia a capacidade criativa e culminava com um tipo de direcionamento científico-clínico desastroso comprovado em vários cenários.

Mas estava estabelecido que o ensino médico não pode ser baseado no estrito do conhecimento científico. E não pode ser desvinculado da sua inserção, atuação e influência social e política, formador de profissionais de uma categoria de ponta em termos científicos e tecnológicos. Os médicos, desde sempre, influenciam hegemonicamente as políticas públicas de saúde e de pesquisa clínica.

Preocupava o diretor da FMUSP as críticas da sociedade a *atuação profissional* de um *novo tipo* de médico que surgira. Que atendia preferencialmente a hegemonia tecnológica em todas as fases do atendimento e subordinava a relação médico-paciente a um papel secundário, outrora primordial.

Segundo ele, o doente precisa acreditar em quem o trata e o médico não pode, de forma nenhuma, utilizar a crença dele, a fé que ele tem em quem o trata para tirar vantagens pessoais para si. E pregava, contra a maré, o conceito do atendimento humanizado diante dessa tecnificação impessoal que parecia imparável, que anulava a validade da comunicação pessoal entre médico e paciente.

CURRÍCULO NUCLEAR E O SEGMENTAR

Era necessário um substrato ético e profissional, instrumentos além do conhecimento técnico-científico-biológico, que passou a ser denominado Bioética, para equilibrar a técnica com o fator humano no trabalho médico. E nesse contexto e urgência a reforma curricular global atingiu o grau de prioridade em sua gestão. Enfrentou a mais dura oposição pela ortodoxia paralisante. Assim como o entusiasmo incontível da maioria da escola – docentes e discentes – por essa modernização curricular que seria um salto revolucionário na educação médica da instituição.

Para a formação de um médico diferenciado da ortodoxia vigente - generalista, humanista, crítico e reflexivo não se podia prescindir de uma base sólida de princípios éticos no atendimento à saúde e doença, em seus diferentes graus de atenção, assegurada a prevenção, recuperação e reabilitação no processo de saúde integral do ser humano.[1] Nesse quadro, estabeleceu-se uma disputa franca entre a Academia e o Estado em torno de recursos e equipamentos para a saúde. Que novo habitat era esse? Com o término da Segunda Guerra Mundial produziu-se uma mudança no tipo de influência sobre a educação médica existente no mundo. Aqui não seria diferente.

Antes da metade do século XX, as escolas de medicina da maioria dos países recebiam influência principalmente da Espanha, Portugal, França, Alemanha e Reino Unido. A partir de 1945, novas relações econômicas e culturais foram mundialmente estabelecidas e a influência europeia decresceu, passando a haver um predomínio norte-americano também na educação médica.

---

[1] Evoluiu atualmente para a Segurança do Paciente. Nada pode ser feito, nenhum tipo de intervenção, seja de que complexidade for, que não tenha seu conhecimento e consentimento.

- Exigência por novos serviços, resultante do envelhecimento da população
- Rápida inovação da tecnologia médica voltada ao diagnóstico, ao tratamento e à readaptação de pacientes com doenças crônicas;
- Desigualdades sociais que se refletem na qualidade de vida da saúde;
- Prevalência de doenças infecciosas e distúrbios derivados da miséria ou da falta de saneamento;
- Otimizar o uso dos recursos disponíveis para o setor de saúde;
- Progressão geométrica dos agravos resultantes ou associados à urbanização e industrialização, tais como violência, acidentes, alcoolismo e adição a drogas;
- Uma indústria farmacêutica, hospitalar, laboratorial e biotecnológica própria, com independência tecnológica;
- Atender às nossas necessidades e participar do esforço de exportação de insumos e equipamentos para o fortalecimento econômico do país.

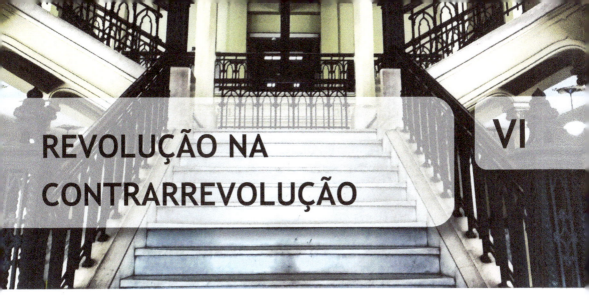

REVOLUÇÃO NA CONTRARREVOLUÇÃO

VI

Muito antes dos movimentos médicos da década de 80 defenderem uma saúde pública universal para a população historicamente excluída, a FMUSP tentara, heroicamente, um novo tipo de ensino médico nas décadas de 1960/70, o *Curso Experimental*. Um curso inovador, com tintas progressistas fortes, que batia de frente com a intervenção militar, com a direita acadêmica.

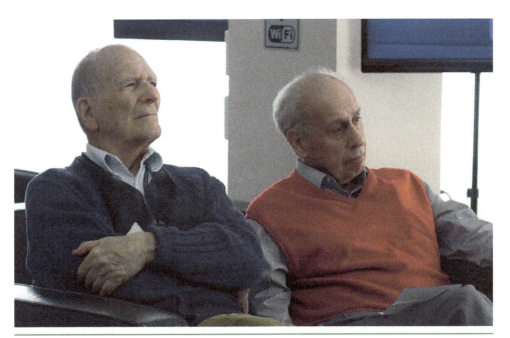

Figura 6.1. Dois gigantes da medicina brasileira e cabeças pensantes do Curso Experimental de Medicina: Gerhard Malnic e Marcello Marcondes. Foto Arquivo IEA/USP.

Que era também uma proposta política como anteparo a intervenção da contrarrevolução militar de 1964 na educação superior do país. Que não só desmontou, como destruiu conquistas de décadas na modernização das universidades brasileiras e dentro desse descalabro e retrocessos, engolfou a educação médica. É uma história épica e que deixou um legado importante. Mas também uma saga de agressões em série, boicotes, prisões, exílios, expulsões da carreira, desde os seus primeiros passos, pela *old school* aliada a ditadura. Frente a ortodoxia vigente, era uma proposta revolucionária, sorvia a grande onda de mudança na educação médica no então denominado Primeiro Mundo.

A ascensão do *Experimental* teve três ingredientes: à estrutura administrativa-didática dotada de grande autonomia, à definição precisa dos objetivos de cada ciclo do curso e, da maior importância, à entusiástica aderência de todos ao trabalho. Mas não se modernizaram algumas importantes cabeças no Complexo HC-FMUSP que teriam sido fundamentais para o sucesso do projeto. Não aceitavam uma nova visão da educação médica e uma prática que refutava tudo que haviam aprendido e praticado na sua carreira até então. Exigia também deles uma reciclagem como professores, tomado como ofensa pela *old school*. Não se sentariam novamente no banco como alunos. E a estrutura didática tinha características que os assustavam:

- Curso introdutório geral;
- Integração vertical no estudo de sistemas e aparelhos;
- Ênfase no ensino de medicina em ambulatório e em Centro de Saúde, precedido das disciplinas conexas indispensáveis;
- Ênfase no ensino de clínica médica no treinamento hospitalar;
- Regime de internato em dois anos, rotativo no quinto ano e eletivo no sexto ano.

Uma das iniciativas de Marcello Marcondes no *Experimental*, em 1969, ensino baseado na integração vertical (sistema de blocos), o distanciava da estrutura de ensino ortodoxo adotado na FMUSP. A desejada integração didática, entre os docentes de formação básica e os de formação profissional, poderia ser implementada pela adoção de um sistema que os colocasse, lado a lado, para o ensino de um aparelho ou sistema do organismo. Caberia ao aluno integrar, em uma só estrutura, os conhecimentos básicos e aplicados, ao tempo que lhe daria oportunidade de verificar como é tênue, e mesmo intangível, a separação entre básico e clínico.

Outra importante intervenção de Marcondes em 1970 no *Experimental*, mas que se refletiu em toda a FMUSP, foi o curso de Semiologia e Clínica Médica, durante nove anos. Ao fim dele, tinham passado por ele 650 alunos da escola.

Uma das suas convicções inabaláveis era que o ensino de clínica deveria ter como fulcro o acompanhamento de doentes, de suas admissões até às altas (ou óbitos), portadores de moléstias variadas, no caráter generalista de uma enfermaria geral. Dentro dessa concepção, cada aluno seguiria, em média, seis casos clínicos variados durante o ano eletivo, e ao final elaboraria um relatório. Com 10 alunos em cada grupo, cada um deles tinha oportunidade de tomar conhecimento, de aproximadamente 60 doentes durante as atividades que envolviam todo o seu grupo. Esse método representava uma base ampla na Clínica Médica.

Em suas incursões extra muros da FMUSP em outras escolas, para implantar, ministrar, atualizar, a disciplina de nefrologia, como especialidade da Clínica Médica, confessa que nessas experiências aprendeu algo de muito importante: discernir melhor entre o *indispensável* e o *supérfluo* para ministrar ensino de graduação de qualidade. Continua a planar até hoje o *Curso Experimental* sobre a FMUSP e todo o sistema de educação médica brasileira, uma docência de alta qualidade e modelo para as escolas médicas. Foi extinto sem pena e glórias, numa decisão autoritária da congregação.

Depois dele houve outras tentativas, algumas parciais, no país, mas nenhuma com a sua profundidade e qualidade. Como contestação, subversão, de ruptura da ortodoxia, não se repetiu. E nem se tentou e não há sinais, sequer de fumaça, que se tentará.

Primeiramente, sua origem. Em 1966, a ditadura militar interviu e exigiu que as universidades públicas aumentassem suas vagas. A FMUSP teria que ampliar sua oferta em 75%, de 100 para 175 alunos por turmas, sem verbas adicionais. Dois notórios professores, Alípio Correa Neto, cirurgião, socialista, e Antonio de Barros Ulhôa Cintra, clínico, negociaram com o governador do Estado, Abreu Sodré, como absorver também financeiramente essa mudança radical.

Tentaram negociar com ele, que ao invés de aumentar simplesmente o número de vagas, implantar um curso de medicina inovador, delineado por um grupo de professores que se reuniam há três anos. Oferta salomônica: atende-se a imposição militar e a ditadura teria que aceitar um curso inovador de medicina. Estava em gestação por um grupo constituído por um cirurgião (o coordenador), dois clínicos, um pediatra, um ginecologista-obstetra, um docente da medicina preventiva, um bioquímico, um fisiologista, um aluno e por quem mais se dispusesse a participar e executar tarefas.

A crise da educação médica era global, pegava todo a educação médica brasileira, pairava sobre todos os cursos de medicina de todo o país. O governador aceita a proposta, ciente de que os custos financeiros adicionais seriam cobertos por ele. Com esse aceite (fundamentalmente financeiro) a Congregação da FMUSP aprova a criação do *Curso Experimental de Medicina* e da *Comissão de Orientação Experimental de Medicina* (*Codcem*).

A Faculdade de Medicina da USP passou a ter dois cursos: o Tradicional e o Experimental. A 1ª turma do *Experimental* teve início em 1968, há 54 anos. Essa míni-revolução francesa na educação médica brasileira estava assentada nesses cinco marcos, uma fronteira definida entre o velho vigente e o novo incontível que arrombava portas. Atingidos por osmose e gravidade todos os outros cursos de medicina ministrados no país. Agências internacionais voltadas para a educação médica o trataram como um fenômeno a ser estudado e acompanhado em sua evolução.

Seus objetivos:

- Contribuir para o desenvolvimento da capacidade de estudar, de raciocinar e de trabalhar em grupo, com o devido adestramento prático-manual indispensável ao exercício da medicina.
- Propiciar condições de ampliar as opções para o estudante quanto às várias modalidades de exercício profissional.
- Oferecer, em especial, oportunidades para o desenvolvimento de uma mentalidade médica global, para valorização das áreas gerais e do indivíduo como um todo psicossomático.
- Contribuir padra uma nova formulação do ensino integrado de todos os currículos pertinentes à saúde, sendo indispensável para esse fim, um hospital com características especiais.
- Propiciar aos alunos ensino, assistência e pesquisas nos três graus de atenção à saúde: primário, secundário e terciário.

ATENÇÃO PRIMÁRIA

Atendimento de portadores de doenças comuns, não graves, nas Unidades Básicas de Saúde, antes denominadas de Centros de Saúde. Durante dois anos o *Experimental* foi *hóspede* do Centro de Saúde, no bairro da Lapa. Mas era necessário que tivesse e fosse seu gestor um Centro de Saúde Escola. E entraram em cena, Walter Leser, secretário da Saúde, o professor Eduardo Marcondes, que negociou e obteve que o cobiçado Centro de Saúde do Butantã, reformado e ampliado, se tornasse um cento de aprendizagem e atendimento para os alunos. Sua nova logomarca seria *Centro de Saúde Escola do Butantã*[2] do Curso *Experimental* de Medicina da FMUSP. Esta seria a responsável e o *Experimental* seu gestor.

ATENDIMENTO SECUNDÁRIO

Para pacientes que necessitassem de internação e possuir ambulatórios com algumas especialidades médicas. A Comissão de Orientação Didática decidiu que por ser um hospital de ensino, integrador, entre o primário e o terciário, deveria ter características especiais. Era necessário construir um hospital que tivesse, desde o seu início, todas as características para prestar atendimento secundário.

ATENDIMENTO TERCIÁRIO

Continuaria centralizado no Hospital das Clínicas, com o seu respeitado Pronto-Socorro. E a intenção, já no papel, de algumas Unidades de Terapia Intensiva, com capacidade médica para dar atendimento a casos complexos, na realização diagnóstica e na conduta terapêutica.

BLOCO DE ENSINO

Integração Vertical - abarcava sete sistemas do organismo: Locomotor, Neurologia, Digestivo, Cardiopulmonar, Endocrinologia e Nefrologia. Para cada sistema do organismo ministrava-se em sequência: Anatomia,

Histologia, Bioquímica, Fisiologia, Farmacologia, Síndromes Principais e *Doentes* (se possível). Condição indispensável para o sucesso de cada Bloco: contar com um coordenador docente, presente em todas as fases.

CENTRO DE SAÚDE ESCOLA

Os alunos acompanhariam o atendimento de crianças, adultos e gestantes. A meta era induzir os alunos a considerarem os pacientes como entidades psicossomáticas indivisíveis.

Foi necessário reunir clínicos, cirurgiões, pediatras, ginecologistas, psicólogos, psiquiatras (e outros profissionais da saúde) e antropólogos. À medida que os alunos passavam a se autoconsiderar seres humanos psicossomáticos indivisíveis, logo a seguir passavam a considerar os pacientes igualmente indivisíveis.

EXPERIMENTAL

Coloca *seu exército* de docentes e discentes dentro do quartel general do Hospital das Clínicas para a formação em Clínica Médica Geral. Era ministrada das 14 às 18 horas, em dois semestres letivos. Foram contratados oito docentes em tempo integral e com dedicação exclusiva, e formados grupos de nove alunos por docente, havendo um paciente para cada aluno.

RITMO

O ritmo, para os padrões da ortodoxia da época, era alucinante: rodízio de docentes a cada dois meses, portanto quatro docentes diferentes por grupo a cada ano; visita diária aos pacientes do grupo, exceto às quartas feiras, reservadas para seminários; a atribuição de um paciente por aluno, acrescida de sua participação nas visitas diárias ao grupo de doentes: o que gerava contato de cada aluno com 90 pacientes por ano, em média. O resultado foi a formação médicos com um conhecimento médico respeitável.

- **Seminários** com frequência semanal, sobre a doença presente em pacientes do grupo. O docente era avaliado na visita e a sua doença no seminário. Ao fim do ano letivo todos os grupos tinham todos os seminários previstos, cada grupo na sua própria sequência.

- **Internato** (eletivo) no sexto ano letivo era uma quebra radical de paradigma: sem aulas e sem rodízios. E obrigatório uma opção entre quatro carreiras médicas:

  1) médicos de família e de comunidades;

  2) médicos especialistas;

  3) médicos intensivistas;

  4) médicos cientistas.

  Os médicos de família, os médicos especialistas, e os médicos intensivistas poderiam ser formados no Centro de Saúde Escola e no Hospital das Clínicas, cada uma das carreiras com programação específica.

- **Carreira eletiva** era ofertada no sexto ano do curso, mas tinha que ser consolidada na residência médica, por mais um, dois ou três anos, ou até mais, conforme fosse a complexidade da carreira escolhida. Só então receberiam o respectivo título profissional.

- Quanto aos **médicos cientistas**, poderiam ser formados em diferentes unidades da USP, entre as quais a própria Faculdade de Medicina, com o auxílio de unidades como Instituto de Matemática e Estatística, Instituto de Física, Instituto de Química, Instituto de Saúde Pública, e outras que fossem necessárias. Com uma Comissão de Tutoria (obrigatória) que designaria docentes para orientar e acompanhar os alunos em suas opções de carreira.

AGRESSÕES GENERALIZADAS

Entra em cena o professor Eduardo Marcondes. Bate em todas as portas necessárias, junto ao governo estadual (a USP é estadual, com autonomia em relação ao MEC desde a sua fundação), à Prefeitura, à Reitoria, à Diretoria da Faculdade. Para conter as ameaças e os boicotes permanentes da *old school* sobre o *Experimental*.

À medida que o *Experimental* avançava, passou a ser vítima de agressões contínuas. Proibições do uso de alguns ambientes para as aulas práticas no prédio, mesmo quando ociosos; proibição de que docentes do Tradicional exercessem atividades didáticas no Experimental. Os alunos eram solicitados ao fim de cada semestre a preencher um formulário avaliativo, com tópicos indagativos, e uma avaliação de ruim, médio, bom ou ótimo a cada tópico. Todo o verso da mesma folha era reservado para comentários livres. Noventa por cento das avaliações eram de bom ou ótimo, e os comentários, desprezando-se as piadinhas, eram elogiosos, com sugestões variadas. Os alunos tinham a liberdade de se identificar ou de se manterem anônimos.

Os cinco principais marcos dessa revolução dentro da contrarrevolução em curso no país, não só nas universidades:

1) Níveis de Assistência;

2) Integração Vertical;

3) Centro de Saúde Escola;

4) Ciclo Clínico Hospitalar;

5) Sexto Ano Eletivo.

Era objetivo do *Experimental* propiciar aos alunos ensino, assistência e pesquisa nas três atenções: primária, secundária e terciária, integradas entre si.

REFORMA DE 1968

A cátedra foi extinta. E os catedráticos passaram a ser denominados *Professor Titular*. O catedrático, chefe de tudo como de todas as vontades, até a sua aposentadoria compulsória, deixou de existir. Mas mantidas as auras de reverência e poder absolutista.

Criou-se o Departamento composto por representantes de todas as categorias docentes e que deveria possuir, no mínimo, dois Titulares. Com mandato de dois anos, com direito a uma recondução. A composição da Congregação também foi ampliada, com aumento da composição dos docentes, funcionários e alunos.

Dificuldades absurdas o *Experimental* enfrentou para voltar a ter um presidente na Comissão de Orientação Didática, após a aposentadoria do professor Alípio Correa Neto, o seu primeiro presidente. Um intelectual socialista conhecido e respeitado na sociedade brasileira.

O segundo presidente foi o professor Isaías Raw, bioquímico com reconhecimento internacional, que acabaria cassado pelo governo militar.

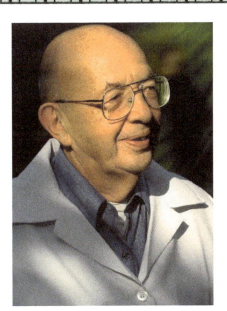

Figura 6.2. Professor Isaías Raw. Foto: Pesquisa Fapesp.

Terceiro presidente, o professor Alberto Carvalho da Silva, fisiologista com discípulos notáveis, seria afastado de qualquer atividade docente pela ditadura.

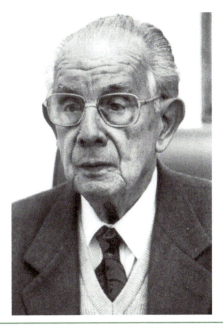

Figura 6.3. Alberto Carvalho da Silva. Foto: Wikimedia.

Finalmente o quarto presidente, Eduardo Marcondes, se manteve na função por dez anos, até a graduação da derradeira turma, em 1980. Com sacrifícios de toda ordem.

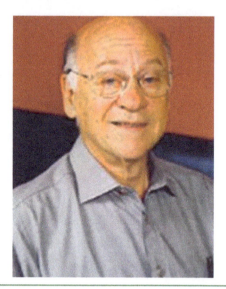

Figura 6.4. Eduardo Marcondes, fundador do Instituto da Criança e último diretor do Experimental. Foto: Arquivo ICR.

A cúpula da FMUSP, quase toda constituída de antigos catedráticos, não se abalou com a cassação e o afastamento de presidentes da *CODCEM*, comprometida que estava ideologicamente com a ditadura. Os dois professores punidos haviam merecido, esquerdistas irrecuperáveis que eram. Foi a semente maligna plantada pela reação civil e militar dentro da escola de que o *Experimental* era um curso de esquerda. E que deveria ser extinto.

> **Marcello Marcondes**
>
> O Experimental passou a ser vítima de várias agressões. Faço destaque a duas, ambas oriundas de um mesmo departamento: proibição do uso de alguns ambientes para aulas práticas no prédio da Faculdade e Medicina, mesmo quando longamente ociosos; proibição de que docentes do Tradicional viessem a exercer quaisquer atividades didáticas no Experimental, o que implicou solicitação a cooperação
>
> *Continua*

Continuação

de docentes da Faculdade de Medicina de Ribeirão Preto (FMRP-USP). Cito essas duas proibições por serem antiacadêmicas, inaceitáveis.

As atitudes antagônicas ao Experimental eram tantas e tão variadas que a Reitoria tomou a iniciativa de nos ofertar um galpão, grande e bem conservado, com espaço para atender a todas as nossas necessidades, com conforto e distantes das agressões. O Experimental passou a ter casa própria.

Foi constrangedor para a cúpula da FMUSP o fato de, previamente à extinção, nos dois últimos vestibulares o Experimental ter tido, por vaga oferecida, maior número de inscritos do que o Tradicional.

Em 1974, a Diretoria da Faculdade de Medicina, logo após a sua posse, e com o apoio irrestrito da Reitoria da USP, submete á Congregação a proposta de extinção do Experimental, que é majoritariamente aprovada.

Em sequência, aprova-se que a turma de 1975 seria a última a se matricular no Experimental. Essa derradeira turma graduou-se em 1980, encerrando de vez o curso revolucionário em termos didáticos.

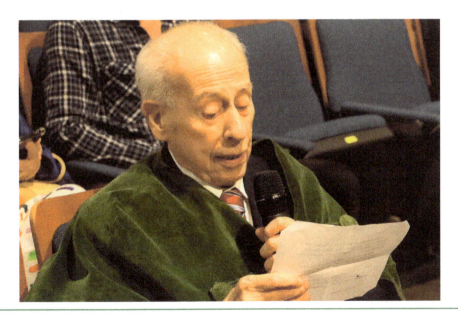

Figura 6.5. Professor em dedicação exclusiva. Foto: Banco de Imagens do Hospital das Clínicas da FMUSP.

Documento de autoria de Marcello Marcondes Sampaio valorando o que foi o Curso Experimental na historia FMUSP

Marcello Marcondes Machado

CURSO EXPERIMENTAL DE MEDICINA
FACULDADE DE MEDICINA, USP.

2012

1

CURSO EXPERIMENTAL DE MEDICINA
FACULDADE DE MEDICINA, USP.

CONTEUDO

Prólogo, 2

Histórico. Informações gerais. Criação do Curso, 2

Objetivo Gerais do "Experimental", 5

Os "Marcos" do Curso Experimental de Medicina, 6

    Ciclo Básico (Marco I), 7

    Blocos de Ensino (Marco II), 7

    Ciclo Pré-clínico (Marco III), 7

    Ciclo Hospitalar (Marco IV), 8

    Ciclo Ambulatorial (Marco V), 8

    Ciclo Internato (Marco VI), 9

    Hospital Universitário (Marco VII), 10

Extinção do "Experimental", 11

Utilização do Hospital Universitário, 12

Comissões. Instalação. Inauguração, 15

Epílogo, 16

Marcello Marcondes Machado

Curso Experimental de Medicina

Prólogo.

O curso, iniciado em 1968, pretendia ser o **protótipo** da assistência médica que se desejava que viesse a ocorrer em todo o Brasil. Seria um modelo a ser imitado, tanto quanto possível, por todos. Refere-se à assistência e ensino médico nos níveis primário, secundário e terciário e às pesquisas que poderiam ser feitas nesses três níveis, tal como já era corrente em muitos países do hemisfério norte.

Histórico. Informações Gerais. Criação do Curso:

Neste texto serão dadas informações sobre a criação do Curso Experimental de Medicina da Faculdade de Medicina da Universidade de São Paulo (o "Experimental"), as suas diretrizes gerais e as ações que foram marcos em sua trajetória, bem como sobre o Hospital Universitário (HU) de sua ideação à sua inauguração.

O texto é extraído das memórias que o narrador preserva de suas participações e atuações no Curso. Os leitores devem ter em mente que essas memórias são escritas em 2012 e o Curso Experimental de Medicina teve início há 44 anos, em 1968, e graduou a sua última turma em 1980, há 32 anos. Há outras memórias, no artigo de Eduardo Marcondes em "Educacion Médica e Salud", vol. 9, nº 2, pg, 172, 1975.

A partir de 1965 e nos anos subsequentes, o Ministério da Educação (Governo Militar) passou a exercer forte pressão junto às Universidades para que aumentassem o número de vagas, porém sem conceder verbas adicionais. Em consonância com o Governo Federal, os Governos Estaduais exerciam as mesmas pressões sobre as Universidades Estaduais. A USP e as suas Unidades de Ensino, entre as quais a Faculdade de Medicina, foi também pressionada.

Dois Professores da Faculdade de grande prestígio, Alípio Correa Neto e Antonio Barros de Ulhoa Cintra, com o apoio da Congregação, convenceram Abreu Sodré, então governador do Estado de São Paulo, a vincular o aumento do número de vagas na Faculdade de Medicina à criação de um curso

3

de medicina inovador, com recursos docentes próprios e que atendesse a objetivos que já estavam delineados por um grupo de docentes da Faculdade. O líder desse grupo era o Professor Alípio Correa Neto (Cirurgia). O grupo pensante tinha um núcleo permanente constituído pelos professores Antonio Barros de Ulhoa Cintra (Clínica), Isaías Raw (Bioquímica), Alberto Carvalho da Silva (Fisiologia) , Eduardo Marcondes (Pediatria) e Guilherme Rodrigues da Silva (Preventiva). Exceto Isaias Raw, os demais professores mencionados já faleceram. Havia, também, agregados permanentes como este narrador, bem como interessados em educação médica que apareciam ocasionalmente.

É interessante anotar que o núcleo do grupo já se reunia periodicamente por cerca de três anos. Não havia secretária, nem atas e nem pautas com temas específicos. A grande e única pauta era Educação Médica. No campo das ideias estava tudo pronto para o pleito que se faria junto ao Governador. Anote-se, também, que o Governador Abreu Sodré tinha o mesmo Ulhoa Cintra como Secretário da Educação e Walter Leser como Secretário da Saúde. Ambos, de grande porte intelectual, vinculados à educação médica e muito respeitados por Abreu Sodré. Walter Leser, da Escola Paulista de Medicina (UNIFESP), era, também, favorável a vincular recursos à criação de um novo curso.

O Governador aceitou a proposta. Entendeu que alguns docentes deveriam ser contratados para atuarem tão somente no novo Curso. Liberou recursos. Do ponto de vista político e financeiro ficou bem. A pressão do governo central foi atendida: houve aumento de 75% do número de vagas na Faculdade de Medicina, mas com o apoio financeiro do Estado de São Paulo. Na visão acadêmica, foi ótimo, pois se dava início a um Curso Médico inovador na própria Faculdade Medicina da USP.

A Congregação da Faculdade, em 1967, aprovou, formalmente, a criação do curso que recebeu o nome de "Curso Experimental de Medicina" da Faculdade de Medicina da Universidade de São Paulo. Ele teve início em 1968. O curso que a Faculdade ministrava e continuaria ministrando passou a ser chamado de "Curso Tradicional". Assim, a Faculdade de Medicina passou a ministrar, simultaneamente, dois cursos, o "Experimental" com 75 alunos e o "Tradicional" com 100 alunos. Eram independentes entre si, com currículos, cargas horárias e docentes diferentes. Ambos eram ministrados na mesma casa, a Casa de Arnaldo.

A Congregação da Faculdade decidiu e a Diretoria instalou a Comissão de Orientação Didática do Curso Experimental de Medicina (CODCEM), sob a presidência de Alípio Correa Neto. Pouco tempo depois, o Professor Alípio se aposenta pela compulsória. Assume a presidência o Professor Isaías Raw que, logo a seguir, foi cassado por força do Ato Institucional nº 5, juntamente com vários outros, inclusive o Professor Alberto Carvalho da Silva, que seria o mais provável indicado à presidência. O Professor Eduardo Marcondes foi, então, o indicado para assumir a presidência da CODCEM e a exerceu, com extremada dedicação e notável sabedoria, até a graduação da última turma do Curso, ocorrida em 1980.

O representante da área de Clínica Médica na CODCEM, Professor Bernardino Tranchesi, solicita desligamento em 1968. Marcello Marcondes Machado, que havia feito concurso para Livre-Docência em Clínica Médica em julho de 1967, foi indicado por Alberto Carvalho da Silva para representar essa área na CODCEM. Passou a ser, então, membro fixo da CODCEM e depois, quando do início das atividades didáticas em Clínica Médica, por indicação do Conselho de Departamento e aprovação pela Congregação, foi, por 10 anos, o professor de Clínica Médica do "Experimental".

Trabalhava-se muito. Havia que se ter uma enorme disposição para o trabalho, múltiplo e variado. Reuniões com Instrutores, Professores, Diretores, Reitores, Secretários de Estado e Governador. Reuniões com alunos em foros de debates. Reuniões sobre currículo, ensino e aprendizagem. Reuniões de planejamento. Reuniões de prestação de contas. Reuniões de avaliação de cursos. Reuniões com arquitetos, administradores hospitalares e empreiteiras. Reuniões de tudo e sobre tudo. De todas as reuniões resultavam tarefas a todos que, cumpridas, deram realidade funcional ao Curso Experimental, ao Pavilhão Multidisciplinar e ao Centro de Saúde Butantã, bem como deram realidade arquitetônica e estrutural ao Hospital Universitário e ao seu anexo, a Unidade de Pesquisa. E, além de tudo, havia a presença massiva dos docentes do "Experimental" ensinando nas salas de aulas, nos laboratórios e nos ambulatórios e enfermarias.

O curso teve início em 1968. Após ter sido devidamente implantado, essa gigantesca tarefa didática teve ampla repercussão na Faculdade de Medicina, na Universidade de São Paulo, em outras Escolas Médicas e em agências Internacionais que tratam de Educação Médica. Quando o "Experimental" se firmou, passou a ser uma opção isolada no vestibular da Faculdade de Medicina: Curso Tradicional ou Curso Experimental. Na época, durante alguns anos consecutivos, o "Experimental" obteve, por vaga oferecida, maior número de primeiras opções que o "Tradicional".

Objetivos Gerais do "Experimental"

1) Contribuir para o desenvolvimento da capacidade de estudar, de raciocinar e de trabalhar em grupo, com o devido adestramento prático-manual indispensável ao exercício da medicina.
2) Propiciar condições de ampliar as opções para o estudante quanto às varias modalidades de exercício profissional.
3) Oferecer, em especial, oportunidades para o desenvolvimento de uma mentalidade médica global, pela valorização das áreas gerais e do indivíduo como um todo psicossomático.
4) Contribuir para uma nova formulação do ensino integrado de todos os currículos pertinentes à saúde, sendo indispensável, para esse fim, de um Hospital de características especiais.
5) Propiciar os alunos ensino, assistência e pesquisa nos de três níveis de atenção à saúde: primário, secundário e terciário.

O último objetivo implica criar um sistema de referência e contrarreferência, do nível primário até o terciário e vice-versa, conforme a gravidade do caso médico. Algumas explicações são convenientes. A atenção primária refere-se a doenças mais comuns. O diagnóstico e a terapêutica ocorrem no âmbito ambulatorial. No extremo oposto, a atenção terciária, estão as doenças graves que requerem recursos de alta complexidade. Entre esses extremos, faz-se presente a atenção secundária, que deve oferecer condições para efetuar diagnósticos e terapêuticas que, eventualmente, necessitem de internação e de ambulatórios com especialidades médicas. Os três níveis de assistência à saúde, utilizando-se do sistema de referência e contrarreferência, já eram usados em vários países nos anos 60 do século passado, porém em nosso meio era apenas um conceito plenamente aceito, mas de aplicação impossível por faltas estruturais e culturais. Portanto, o objetivo 5, enunciado acima, pretendia ser um protótipo de educação médica aos alunos do Curso Experimental de Medicina: a atenção primária seria ministrada no Centro de Saúde Escola (Unidade Básica de Saúde) da Faculdade de Medicina, a atenção secundária no Hospital Universitário da Cidade Universitária da USP, a ser criado (objetivo 4), e a atenção terciária, no Complexo Hospitalar do Hospital das Clínicas da Faculdade de Medicina da USP.

O objetivo 2 requer esclarecimentos. São múltiplas as atividades profissionais que um médico pode exercer. O currículo habitual das Escolas Médicas e os avanços da tecnologia médica, diagnóstica e terapêutica, levam à formação de médicos especialistas que atendem doentes da sua especialidade em todos os seus matizes, das formas mais benignas até as mais graves. Entretanto, há necessidades crescentes de outra categoria de médicos, com vivência mais global, apta para atuar no âmbito de uma comunidade constituída de várias faixas socioeconômicas e que apresentam problemas de saúde, individuais e coletivos. São os médicos de comunidade ou de família que tem nos Centros de Saúde a sua base (Unidades Básicas de Saúde). De relevância igualmente crescente, vão surgindo os médicos que labutam nos Pronto-Socorros, nos Pronto-Atendimentos intra-hospilares e nas Unidades de Terapia Intensiva. São os intensivistas, necessariamente inseridos em hospitais. E, finalmente, uma quarta modalidade, o médico cientista básico. As quatro modalidades de médicos mencionadas são indispensáveis. O "Experimental", reconhecendo a ampla tendência à especialização, cada vez mais restrita a certa área ou subárea da medicina, estruturou o currículo de graduação, até o quinto ano letivo, de modo a motivar a formação da segunda categoria de médicos, os da comunidade ou de família.

O "Experimental", à luz dessas considerações, tornou eletivo o Internato do sexto ano, de sorte a propiciar aos estudantes oportunidades para se motivarem a qualquer uma das modalidades de exercício profissional na medicina: o médico especialista numa certa área da medicina, o médico de comunidade ou de família, o médico de emergências e o médico cientista.

Os "Marcos" do Curso Experimental de Medicina.

Os objetivos gerais de um curso são, sempre, muito amplos. E por isso há que se destacar os "Marcos" do "Experimental".

Ciclo Básico (Marco I)

Eram ensinados os fundamentos da biologia geral, necessários à compreensão dos fenômenos morfológicos, fisiológicos, patológicos e fisiopatológicos do organismo. Eram ministradas disciplinas cujos aspectos básicos têm muitas semelhanças entre si e que facilitam ensinar o normal e o anormal. Os mecanismos das doenças eram, precocemente, introduzidos no "Experimental". Em paralelo, no mesmo Ciclo Básico, eram minitrados conhecimentos fundamentais à compreensão do comportamento humano, individual e coletivo, na saúde e na doença.

O Marco I significava, pois, a introdução, logo de início, do anormal (a doença), analisado no seu mecanismo básico e, também, do ponto de vista da pessoa (o doente), e da sua inserção na comunidade.

Blocos de Ensino (Marco II)

Nos Blocos de Ensino ministrava-se, relativo a cada sistema ou aparelho do organismo, sequencialmente, as seguintes disciplinas: Anatomia, Histologia, Bioquímica, Fisiologia, Farmacologia, Patologia e Clínica. Nessas duas últimas, além das doenças, os seres humanos doentes estavam presentes. Era a Integração Vertical entre o básico e o aplicado em cada sistema do organismo.

Os "Blocos de Ensino" abrangiam sete sistemas no organismo: locomotor, neurologia, digestivo, cardiopulmonar, nefrologia, endocrinologia e hematologia.

Ciclo Pré-Clínico (Marco III)

Funcionava nos moldes de um "Bloco de Ensino", como descrito acima, porém mais complexo. Os alunos, no Centro de Saúde Escola Prof. Samuel B. Pessoa, participavam do atendimento médico de adultos e crianças.

Foi uma vitória do "Experimental" a introdução dos alunos na atenção médica primária da população. As bases desse "Bloco" residiam na Microbiologia, Parasitologia e Imunologia médicas, que eram ministradas em paralelo ao atendimento de doentes. No ciclo Pré-Clínico, eram introduzidos conceitos de medicina preventiva e de epidemiologia clínica.

Ciclo Hospitalar (Marco IV)

8

Esse ciclo ocorria nas enfermarias do Hospital das Clínicas.

O ensino de Clínica Medica Geral, precedido de um curso compacto de Propedêutica, recebeu grande destaque no "Experimental". Quase que seria suficiente descrever a carga horária do Curso de Medicina Geral para que se verifique a sua importância no quarto ano de Medicina do "Experimental": das 14 às 18 horas, de segunda a sexta-feira, no primeiro e segundo semestres letivos. Portanto, ao longo de todo o ano letivo.

Eram nove docentes: um Coordenador, substituto de todos, e oito docentes em regime de trabalho de dedicação integral e exclusiva à Universidade. A turma era dividida em grupos de nove alunos, um grupo para cada um dos oito docentes. Ao longo do ano, a cada dois meses, havia rodízio de docentes de sorte que cada grupo convivia com quatro docentes diferentes. Um paciente era designado a cada aluno.

Durante o ano letivo, cada estudante, além de assumir, pessoalmente, de oito a dez pacientes por ano, participava da visita semanal a todos os doentes do grupo. Portanto, cada aluno tomava conhecimento, por ano, de cerca de 90 pacientes com doenças variadas. O conhecimento que se acumulava era grande.

O curso teórico era ministrado sob forma de seminários, uma vez por semana, o docente com o seu grupo de alunos. Existia uma lista de temas abrangendo as principais síndromes e doenças que acometem o ser humano. Entretanto, a sequência em que os seminários eram ministrados submetia-se à existência, no grupo, de um paciente que fosse portador da doença a ser abordada. O doente era avaliado na visita e a sua doença, no seminário. Assim, ao final do ano letivo todos os grupos teriam tido todos os seminários, porém cada grupo na sua própria sequência. Tomou-se a iniciativa de promover a publicação do texto "Clínica Médica, Propedêutica e Fisiopatologia" (Marcondes, Sustovich e Ramos. Guanabara Koogan, 1976) para que fosse uma referência ao curso que se ministrava.

Ciclo Ambulatorial (Marco V)

Ministrado nos ambulatórios do Hospital das Clínicas e no Centro de Saúde Escola do Butantã, nos períodos da manhã.

O destaque mais relevante desse ciclo era o de induzir os alunos a considerarem os pacientes como entidades psicossomáticas indivisíveis. Era uma área pedagógica, necessariamente multidisciplinar, que envolvia clínicos gerais, psiquiatras, psicólogos, antropólogos e outros profissionais da saúde. Havia um pouco de resistência dos alunos no começo do curso, mas, logo depois, os próprios alunos reconheciam-se como seres psicossomaticamente indivisíveis e, então, passavam a adorar o curso. É fundamental deixar claro que a indivisibilidade do ser humano era firmada perante pessoas doentes e só foi bem sucedida porque se pôde criar, no Centro de Saúde Butantã, um notável ambiente de interdisciplinaridade.

No Ciclo Ambulatorial os alunos acompanhavam o pré-natal de mulheres grávidas e participavam de pequenos atos cirúrgicos.

Ciclo Internato (Marco VI)

Internato significa treinamento em serviço.

No quinto ano ocorria o internato rotativo: cirurgia, clínica, pediatria, obstetrícia, neurologia, psiquiatria, dermatologia e moléstias infecciosas.

O verdadeiro Marco do Ciclo Internato era o sexto ano ser eletivo. Essa decisão foi pioneira em nosso meio e, por isso, merece ser considerada como um marco tão notável que foi também adotado no Curso Tradicional.

O "Experimental" tornou o internato do 6º ano eletivo para dar início a formação das várias categorias de médicos já mencionadas, em páginas anteriores, nos esclarecimentos relativos ao segundo objetivo do "Experimental".

Para dar início à formação do médico cientista, havia, no nível institucional, opções entre as seguintes Unidades da USP: Faculdade de Medicina, Instituto de Ciências Biomédicas, Instituto de Biociências, Instituto de Química e Instituto de Matemática e Estatística. No conjunto dessas instituições dar-se-ia início à formação dos médicos cientistas.

Para iniciar a formação do médico profissional as opções seriam inseridas nos vários Institutos do Hospital das Clínicas da Faculdade de Medicina e no Centro de Saúde Escola Butantã. Essas entidades seriam as responsáveis para abrigar os iniciantes às outras categorias de profissionais anteriormente mencionados: médicos de especialidades, médicos de comunidades, médicos intensivistas e médicos de família.

Hospital Universitário (Marco VII)

Quando, nesse texto, foram enunciados os objetivos gerais do "Experimental" fez-se menção, no item 4, à necessidade de se ter um hospital com características especiais. Um objetivo, fácil de ser escrito, mas de dificílima realização.

Eduardo Marcondes foi capaz, após se informar, saber qual o momento certo de, com quem falar, como falar e como solicitar o apoio necessário, para dar início à construção do HU. Já era do seu conhecimento a área em que o hospital seria construído, o projeto arquitetônico e orçamentário para edificar o HU. Ele, então, deu início a uma jornada que incluía a Reitoria, o extinto Fundusp (que cuidava de projetos e da execução de edificações na USP), as Secretarias de Estado do Planejamento e da Fazenda, o próprio Governador do Estado de São Paulo, o processo de licitação, a empresa "Hospitália", a Diretoria e a Congregação da Faculdade de Medicina.

Ao fim desse périplo, em janeiro de 1970, foi autorizado pelo Governador de São Paulo a construção do HU. A obra teve início em maio desse mesmo ano. Pelo decreto 7734 de 25 de março de 1976 o imóvel HU e a sua Unidade de Pesquisa, foram considerados terminados e pertencentes ao acervo da USP. Restava a enorme tarefa de equipá-los com materiais e preenche-los de recursos humanos.

Os Marcos de I a VII são indicativos de diferenças entre o Cursos Experimental e o Tradicional, bem como de todos os cursos de medicina ministrados na época.

Os objetivos e Marcos do "Experimental" foram sendo cumpridos, apesar da existência de focos de resistência a ele. Havia muitos exemplos de atitudes contrárias. Algumas inaceitáveis, como a proibição do uso de salas equipadas para aulas práticas, utilizadas pelos alunos do curso "Tradicional", mas com tempos ociosos prolongados. Havia chefias que proibiam os assistentes de exercerem qualquer atividade didática aos alunos do "Experimental". Ocorriam, também, declarações desairosas ao curso e a alguns dos seus docentes.

Esse clima de antagonismo gerou uma recompensa. O "Experimental" recebeu um Pavilhão Multidisciplinar, um galpão, na Cidade Universitária da USP, em uma área apelidada de "Galpolândia". Nesse galpão havia espaços para instalar cinco ambientes devidamente equipados: um para

Anatomia Humana, dois outros para uso multidisciplinar, microscopia e laboratório, um quarto ambiente que abrigava uma sala de aula e o setor administrativo e, por fim, um pequeno biotério. O "Experimental" passou a ter casa própria que atendia às suas necessidades prementes e contornava as rejeições a ele.

Estima-se que o "Experimental" passou a cumprir de 70 a 80% de suas metas didáticas após três anos de funcionamento e se manteve nesse ótimo nível durante os anos 70.

Extinção do "Experimental"

A partir de 1974, sob liderança da Diretoria e com apoio da Reitoria, a Congregação da Faculdade de Medicina entendeu que a existência de dois cursos, "Tradicional" e "Experimental", criava vários tipos de emulações prejudiciais à Faculdade. Ambos os cursos deveriam ser unificados, aproveitando-se os aspectos positivos de cada um, como se essa somatória desse ensejo, indubitavelmente, a um curso melhor. Os aspectos positivos de um curso são assim considerados, positivos, no contexto pedagógico e metodológico daquele curso. Somar aspectos positivos de dois cursos, sem considerar os contextos tão diferentes entre eles, pode até parecer uma atitude inteligente e conquistar votações majoritárias, mas nada mais é do que uma fantasia, fadada ao fracasso, como de fato foi.

Assim, em 1975, foi admitida a última turma matriculada no "Experimental". Essa turma graduou-se em 1980, encerrando de vez o programa proposto pela Comissão de Orientação Didática do Curso Experimental de Medicina. Não houve, infelizmente, oportunidade de proceder a uma análise comparativa entre os dois cursos, da qual poderiam resultar informações muito importantes e estimulantes para o ensino médico. A OPAS (Organização Pan-Americana de Saúde) prontificou-se a patrocinar, em termos técnicos e financeiros, essa análise comparativa. Era uma condição ímpar: dois cursos no mesmo ambiente acadêmico.

Em 1976 foi admitida a primeira turma do curso unificado, cuja programação era bastante próxima a do "Experimental". Entretanto, conforme previsto, as coisas não saíram bem.

À guisa de informação, a grade curricular da FMUSP passou por quatro modificações substantivas após a extinção do "Experimental". A última recebeu o nome de Currículo Nuclear, em 1997.

Utilização do Hospital Universitário.

Os dois imóveis, o HU e a sua Unidade de Pesquisa, estavam prontos em 1976.

Duas perguntas e as respostas esperadas.

A quem pertence esses imóveis? À Universidade de São Paulo, sem dúvida.

Quais são os destinatários deles? Ambos os imóveis estão destinados ao Curso Experimental de Medicina da Faculdade de Medicina da Universidade de São Paulo, sem dúvida.

Entretanto, tendo o "Experimental" sido extinto em 1974 e, sendo ele, um entre as dezenas de cursos da FMUSP, o destinatário do HU e sua Unidade de Pesquisa continuavam a ser a Faculdade de Medicina da USP.

A última turma admitida teve o seu curso iniciado, normalmente, em 1975. Embora extinto em documentos, o "Experimental" estava vivo: o galpão, com os espaços para anatomia, laboratório, microscopia, biotério, sala de aula e administração, estavam em plena atividade didática. O Centro de Saúde Escola Samuel B. Pessoa da FMUSP no Butantã, tinha funcionamento diário, assistencial e didático, e o ciclo hospitalar, junto a pacientes internados, só ocorreria no 4º ano, em 1978.

Seria lógico e natural que o Curso Experimental de Medicina, que tinha como um dos seus objetivos viabilizar um hospital condizente com a filosofia do curso e que já estava sendo ministrando há seis anos, fosse, com o seu próprio corpo médico e docente, os primeiros recursos humanos que atuariam nos ambulatórios, enfermarias e laboratórios de pesquisa, necessariamente de forma restrita no início, justamente para poder ir crescendo com segurança.

Esperava-se que a Diretoria e a Congregação da Faculdade de Medicina tivessem atitudes decisórias rápidas. Mas, ao contrario, foi um processo longo de 5 anos e alguns meses, entre a entrega da obra, em **março de 1976** e a inauguração efetiva do Hospital Universitário ao ser internado o primeiro paciente, uma criança, em **agosto de 1981**. Durante esse tempo de anos

13

surgiram diferentes frentes de pensamentos, ideias e ações.

No âmbito da Congregação da Faculdade de Medicina, alguns aspectos merecem destaque.

1) Em março de 1976, quando da finalização da construção do HU, a Congregação da Faculdade de Medicina era composta, essencialmente, por professores titulares. Alguns, nem sabiam da existência do "Experimental". Muitos o conheciam, mas não tinham participação e outros eram declaradamente contrários à sua existência. A Congregação transmitia uma sensação de indiferença, que postergava decisões.

2) Um fato concreto despertou surpresa e reação quando a Congregação se deu conta que a Faculdade de Medicina e os seus Departamentos e Disciplinas teriam que ensinar medicina a 175 alunos. Antes o "Experimental" recebia 75 alunos e o "Tradicional" 100. Com a extinção do "Experimental", houve fusão dos dois currículos, experimental e tradicional, em um único, para 175 alunos, que foi denominado de "Currículo Unificado".

3) Diante do fato mencionado acima, alguns professores propuseram, surpreendentemente, que a extinção do "Experimental" fosse revogada e que o Hospital Universitário, o Centro de Saúde Butantã e o Galpão Multidisciplinar fossem integralmente entregues ao Curso Experimental. Haveria, então, duas escolas médicas: uma na Cidade Universitária, com a vantagem de estar geograficamente próxima ao Instituto de Ciências Biomédicas, conforme argumentavam e, a outra escola, a tradicional Faculdade de Medicina da Dr. Arnaldo, com os seus laboratórios de investigação médica e o seu Hospital das Clínicas. Essa incrível proposta, não obstante contrariar os estatutos da USP, foi posta em votação e perdeu por contundente margem de votos.

Essa votação evidenciou, sem a menor dúvida, que a Congregação tinha interesse no HU, que sua postura havia mudado significativamente ao longo de dois longos anos. .

Eduardo Marcondes foi de grande valia nessa transformação. Ele era reconhecido como autoridade em educação médica e, especialista no Curso Experimental de Medicina, por ser o presidente da Comissão de Orientação Didática do Curso Experimental de Medicina (CODCEM) desde 1968; por ter superado todas as resistências para transformar o Centro de Saúde Samuel B. Pessoa, no Butantã, em um Centro de Saúde Escola da Faculdade de Medicina da USP e que, por esforços dele, foi ampliado e reformado; e, finalmente, por ter sido o aríete-diplomata para conseguir que as obras do Hospital Universitário tivessem início em maio de 1970 e término em março de 1976. Essas suas virtudes e feitos conferia-lhe autoridade para contrapor, com fatos, sem qualquer exaltação vocal, os argumentos discursivos e emocionados de alguns dos seus pares na Congregação que, por vezes, resultavam em propostas esdrúxulas. Eduardo Marcondes foi ministrando conhecimentos que, somados, constituía um curso sobre o "Curso Experimental de Medicina, o Hospital Universitário e o Centro de Saúde".

Havia uma outra frente. Eram os "ruídos dos corredores" do HC-FMUSP, provocados por reuniões, indagações e reclamos de alunos, médicos e docentes que se manifestavam em favor da Faculdade de Medicina assumir o HU. Eles buscavam os coordenadores de cursos do "Experimental" e membros da Congregação. Entre todos, o mais procurado era Guilherme Rodrigues da Silva, Professor Titular de Medicina Preventiva, por ser membro da COD-CEM e por ter assento, voz e voto na Congregação da FMUSP. Nesse colegiado, ele ocasionalmente complementava falas de Eduardo Marcondes e, em adição, informava sobre os "ruídos dos corredores" que, na realidade, já eram escutados por todos os ouvidos dos membros da Congregação.

Existia uma terceira frente: a do medo. É uma temeridade haver imóveis acabados, e não utilizados. Na Cidade Universitária havia (e sempre houve e haverá) Unidades da USP que clamavam por alguns poucos metros quadrados que pudessem compor uma pequeno espaço para atender uma certa atividade. A Unidade de Pesquisa do HU passou a pertencer ao Instituto de Ciências Biomédicas (ICB), que lá instalou toda a sua área administrativa e o seu Departamento de Anatomia. Teria sido, certamente, a premência de espaço que levou o ICB a postular e obter o uso do prédio da Unidade de Pesquisa do HU, com os seus oito laboratórios, bem como áreas para ensino, reuniões e administração. Marcello Marcondes Machado, que fora o proponente e coordenador do projeto "unidade de pesquisa" do HU, sentiu-se estupefato, tanto pelo enorme esforço e tempo que ele despendera para coordenar muitas reuniões entre investigadores, arquitetos e engenheiros, quanto pela perda de qualidade que o HU iria ter por deixar de possuir a unidade de pesquisa. Temia-se, por mais absurdo que pudesse parecer, que algo semelhante acontecesse com HU: ele não vir a ser utilizado como hospital.

Por fim, a quarta frente de ideias e ações adivinha de outras Unidades da USP. Argumentavam que se tratava de um hospital de caráter Universitário e que, além da Faculdade de Medicina, outras Unidades atuavam, também, na área da saúde. Eram elas: a Escola de Enfermagem, a Faculdade de Odontologia, o Instituto de Psicologia, a Faculdade de Farmácia e Bioquímica e a Faculdade de Saúde Pública.

Entretanto, está inserido no item 4 que trata dos objetivos do Curso Experimental de Medicina da Faculdade de Medicina da USP a necessidade de existir um hospital com características especiais e que integrasse todos os currículos pertinentes à saúde (1967). Portanto, essa quarta frente vinha ao encontro de um objetivo já proposto pela CODCEM e aprovado pela Congregação da FMUSP.

E de fato, a composição do Conselho Deliberativo do HU celebra o preceito estabelecido em 1967. O Diretor da Faculdade de Medicina é o seu presidente nato e os Diretores das cinco Unidades da USP, acima citadas, são membros Titulares do Conselho.

Comissões. Instalação. Inauguração.

A Comissão de Orientação Didática do Curso Experimental de Medicina foi a comissão "mãe", indispensável, que atuou durante 13 anos, de 1967 até a graduação da última turma do "Experimental", em dezembro de 1980.

Houve outras comissões e grupos de trabalho. Sempre nesses pequenos colegiados existiam um ou dois membros da CODCEM, alem de, necessariamente, Eduardo Marcondes.

A última comissão (1979), denominada de "Implantação do Hospital Universitário", presidida por Sebastião Sampaio (Professor de Dermatologia da FMUSP), tinha Eduardo Marcondes como vice-presidente. Essa comissão visava cumprir, entre outras, duas tarefas importantes: a de viabilizar a instalação e inauguração do HU e a de coordenar o recebimento dos aparelhos e instrumentos que iam sendo entregues. Vários deles foram abrigados em enormes ambientes cobertos por um plástico especial, mantidos sob controle térmico e de umidade, para a preservação adequada de instrumental eletroeletrônico.

Como já mencionado algumas vezes nesse texto, o HU foi definitivamente inaugurado em 6 de agosto de 1981 quando foi nele internado uma criança. A pediatria foi a primeira clínica instalada no HU. Logo a seguir instalou-se a obstetrícia, um pouco depois ocorreu a instalação da cirurgia e, mais tarde, a clínica médica.

Entre a finalização da CODCEM ao graduar a sua última turma do Curso Experimental de Medicina (dezembro de 1980) e ato inaugural do Hospital Universitário decorreram apenas cerca de 7 meses.

Pode-se afirmar, sem erro, que não fosse ter havido o Curso Experimental de Medicina, o Hospital Universitário não existiria.

Epílogo.

No parágrafo que dá início a esse texto, o prólogo, tinha-se a convicção que o "Curso Experimental de Medicina" da FMUSP viria a ser um protótipo de ensino e pesquisa nos três níveis de assistência médica: primário, secundário e terciário.

Embora por caminhos ásperos e em meio a variados conflitos e resistências, o Curso Experimental pode atender a quase todos os objetivos propostos pela CODCEM, conforme descrito a seguir.

A assistência primária foi iniciada, de modo precário, no Centro de Saúde da Lapa, até que o Centro de Saúde Butantã, Samuel B. Pessoa, passasse a ser o Centro de Saúde Escola do Curso Experimental da FMUSP. Houve uma argumentação lúcida de Eduardo Marcondes ao Secretário da Saúde e, em sequência, uma pressão muito forte da Secretaria de Estado da Saúde junto à Faculdade de Saúde Pública para que concordasse com essa transferência. O ensino de atendimento primário a pacientes por alunos de graduação ficou garantido desde então até o tempo atual.

O Hospital Universitário e a sua Unidade de Pesquisa, cuja construção foi iniciada em maio de 1970 e terminada em março 1976, surgiu, de repente, aos olhos de muitos, inclusive da FMUSP, como se fosse uma mágica. O HU teve que ser absorvido por meio de argumentos racionais inseridos em um processo psicoemocional prolongado e só foi inaugurado em agosto de 1981. O HU é o nível de atenção secundária. Com exceção de urgências e emergências, houve delimitação regional de sua área de atendimento, o sub-destrito do Butantã que abrangia todos os níveis sócio-econômicos, incluindo os moradores da favela São Remo, vizinha ao HU, atualmente a comunidade São Remo. Além disso, passou a prestar assistência a alunos, funcionários e docentes da USP.

Grande parte do ensino de graduação da FMUSP passou a ser ministrado no HU.

O Hospital das Clínicas da FMUSP, apto a atender pacientes mais complexos de todas as especialidades médicas e capaz de realizar procedimentos de alta complexidade, sempre foi e tem sido o responsável pelo atendimento terciário.

Em suma, o Curso Experimental de Medicina que finalizou sua existência em 1980 deixou duas heranças marcantes: o Centro de Saúde Escola no Butantã e o Hospital Universitário, no campus da USP em São Paulo.

Em 2011 foi comemorado 30 anos de funcionamento efetivo do Hospital Universitário. Um hospital já adulto, com uma biografia intrigante e muito bonita.

Marcello Marcondes Machado,
Professor Titular Emérito e ex-Diretor da
Faculdade de Medicina na USP.

Professor de Clínica Médica do
Curso Experimental de Medicina da FMUSP.

outubro/2012

REPARAÇÃO HISTÓRICA

O Jubileu de Ouro da 54ª Turma (Formandos de 1971) resgatou a cerimônia de formatura que não ocorreu devido ao veto político da diretoria da escola a homenagem que os alunos fariam aos professores de esquerda que haviam sido seus grandes mestres durante todo o curso. E num autoritarismo, sem limites, exigiram que os homenageados pelos formandos fossem trocados. Eram eles:

Paraninfo
Nagib Curi (Cirurgião de Tórax)

Homenageados
Alberto Carvalho da Silva (Fisiologista)
Isaias Raw (Bioquímico)
Leônidas de Melo Deane (Parasitologista)
Cesar Timo-Iaria (Neurofisiologista)
Waldomiro de Paula (Emergencista)
Gabriel Wolf Oselka (Pediatra).

Marcello Marcondes era o Diretor da FMUSP. Os integrantes da 54ª Turma o procuraram para que permitisse, no anfiteatro da escola, a festa de formatura que não tinham tido, há 25 anos. Era reconhecer a infâmia acadêmica e política que os então dirigentes da FMUSP tinham perpetrado emulados pela ditadura. Não só garantiu que daria todo o apoio a cerimônia e que a Congregação seria devidamente comunicada, ou seja, apenas comunicada. Não poderiam intervir em qualquer ato da comemoração.

E disse mais ao receber o convite para presidir o desagravo um quarto de século após seu cancelamento: que seria uma honraria para ele, na qualidade de Diretor, presidir a cerimônia que resgataria o débito que a FMUSP tinha para com a turma de 1971. E acabou homenageado pela coragem de autorizá-la, e mais, participar dela, oficialmente.

No capítulo intitulado *Dívida Acadêmica*, de um livro de sua autoria, com os subtítulos *A comemoração que não houve* (1971) e *A Comemoração que houve* (1996), Marcondes revelou:

Já estive em vária formaturas, mas em nenhuma tão emotiva, com tantos sorrisos, abraços, beijos, lágrimas e risos.

Tacões militares

Como todas as instituições e todos os democratas do país, a USP também foi violentada em suas prerrogativas acadêmicas e compromissos sociais pela bota militar e seus sócios civis dentro dela. Mas ela serviu fielmente a ditadura militar e aos ditames que se exigiram dela. A administração central da USP também estabeleceu uma inquisição interna nas suas faculdades, e com os seus aliados militares, foi autora intelectual de medidas que levaram a assassinatos, torturas, perdas de emprego e aposentadorias forçadas.

O AI-5 foi gestado e parido, em tempo recorde, pelo então Reitor da USP, Gama e Silva, quando Ministro da Justiça da ditadura. Sob o ponto de vista puramente acadêmico, os Gama e Silva, os Buzaid e outros, que assumiram a direção da USP nesses tempos difíceis, eram pigmeus intelectuais, comparados com os que expulsaram da USP como Uchôa Cintra, Hélio Lourenço e outros. A USP, nessa quadra história sombria, se deteriorou ao extremo.[1]

O que não se replicava em pequenos grupos de professores democratas e progressistas, seu corpo discente, alunos presos, torturados, executados sumariamente pela repressão militar.

Na luta pela anistia e por uma Assembleia Constituinte, professores e alunos da escola fizeram parte de sua vanguarda. Sim, era poucos, mas que valiam muitos. Com a redemocratização, em 1985, ela se abre, com dores e crises de consciência, para a luta por uma sociedade democrática, fraterna, mais justa, especialmente na saúde pública. E com culpas, muitas culpas, alguma subterrâneas, que provavelmente jamais serão trazidas à luz. E seria e por isso que teve uma democratização atípica. Lentíssima, gradualíssima, controladíssima. Mas teria que ser finalmente concluída.

---

[1] *A FMUSP foi a mais atingida das Faculdades da USP em 1964. Uma repressão de caráter local, oriunda do corporativismo de extrema direita vigente na Administração e Congregação de catedráticos. Difere nesse aspecto da administração superior da USP, que além de favorecer o autoritarismo local das faculdades, foi parte integral da ditadura em termos nacionais e estaduais.* (T. Maack, 2015).

CONGREGAÇÃO LOCUTA, CAUSA FINITA

Na pauta da Congregação sempre esteve presente para lacrar o curso rebelde. A partir de 1974, entendeu a Congregação, com o apoio dos Institutos de Química e de Ciências Biomédicas, que haviam sido parceiros de primeira hora com o *Experimental*, unificar os dois cursos de graduação em medicina. A justificativa era que dualidade de cursos não trazia nenhum benefício à Faculdade, tendo em vista as emulações entre alunos e entre docentes. Um curso unificado poderia aproveitar os aspectos positivos de ambos os cursos. E não se fez uma análise comparativa entre os dois cursos, para evitar que se perdessem inovações importantes para o ensino médico do país.

Na utilização do HC para o treinamento clínico dos alunos do Experimental foi inevitável o choque entre a formação prévia dos alunos (do 1º ao 4º ano) que valorizavam o Centro de Saúde (medicina comunitária), clínica médica e a medicina preventiva. Feria frontalmente o espírito do HC, todo voltado para uma medicina curativa e especializada. Como dizia Confúcio nada é totalmente bom e nada é totalmente ruim. Nem o *Experimental* era a oitava maravilha do Mundo Médico, e nem a *Old School* deixaria de ser o farol para a medicina brasileira com o que se fazia de melhor no mundo em termos de tecnologia e especialidades. E o HC continuou sua caminhada, traçada desde a fundação, de fazer medicina de média e alta complexidade, um hospital de especialidades respeitado no mundo.

Os ruídos dos corredores do Hospital das Clínicas, oriundos de reuniões de estudantes, médicos e docentes, se manifestavam em favor da Faculdade de Medicina assumir o HU de vez. Esses ruídos já eram escutados pelos ouvidos de todos os membros da Congregação.[1]

Existia, ainda, o medo de que uma estrutura pronta para ser usada como hospital ficasse na posse de uma outra unidade da USP, que daria outro destino ao HU, que não o de um hospital, tal como ocorreu com o prédio anexo a ser dedicado à pesquisa, que foi oficialmente transferido para outra unidade da USP, que nele instalou a sua administração, um destino que nada tinha a ver com tua finalidade original, de pesquisa.

A Congregação, mediante o evento ocorrido com o Anexo de Pesquisa do HU, instalou a Comissão de Implantação do HU, entenda-se

---

[1] Eles são, até hoje, radares com alto grau de precisão em discussões intramuros que afetam a todos os integrantes da escola.

de utilização do HU. O presidente dessa comissão foi o professor Sebastião Sampaio e o vice-presidente o professor Eduardo Marcondes. Somente cinco anos e meio após o habite-se concedido ao HU, o primeiro paciente foi nele internado, em 1981. A pediatria foi a primeira a se instalar, depois a obstetrícia, a cirurgia e, por fim, a clínica médica. E foi criado, estava nos objetivos pensados para o *Experimental,* o Conselho Deliberativo do HU, com sete membros.

O diretor da Faculdade de Medicina é o seu presidente nato, e mais cinco membros: diretor(a)s da Enfermagem, da Odontologia, das Ciências Farmacêuticas, da Psicologia e da Saúde Pública, cujas instalações são, também, atuantes na área de saúde. O sétimo membro do Conselho era um representante discente. O *Curso Experimental* deixou algumas inovações que os tacões militares e a Congregação reacionária não conseguiram sepultar:

- As quatro carreiras médicas, eletivas, no sexto ano de medicina;
- Atendimento de pacientes no primário, secundário e terciário;
- Criação do Conselho Deliberativo do Hospital Universitário;
- Centro de Saúde Escola do Butantã Samuel Barnsley Pessoa (43 anos de funcionamento ininterrupto em 2023).

Incorporava um novo tipo de parceria, pode-se dizer que graduação e residência eram irmãos gêmeos, simultâneos, se complementando. Teoria e prática na enésima potência. Quem pretende ser um bom médico, tem que se dedicar muito e entrar numa boa faculdade. E que a faculdade tenha uma boa residência. Não basta ter um curso maravilhoso, professores ótimos, mas o recém formado sai sem experiência se não fizer a residência, que é indispensável. É mais difícil hoje entrar na residência do que numa faculdade de medicina, conseguir uma vaga de residência é dificílimo.

SBN

Tudo que começa pequeno pode acabar grande. Em 22 de agosto de 1960, alguns nefrologistas de São Paulo e de outros Estados brasileiros fundaram a Sociedade Brasileira de Nefrologia (SBN). Seu número total, em todo o país, não chegava a 120. Tito Ribeiro de Almeida, Emil Sabbaga, Luiz Décourt, Oswaldo Luiz Ramos, Israel Nussenzveig,

Continua

Continuação

Carlos Vilela de Faria, Douglas Ferreira de Andrade, dentre outros, aproveitaram a visita do professor francês Jean Hamburger para criar uma entidade que, dois anos depois, já promovia o seu primeiro congresso de abrangência nacional.

E nunca mais foi interrompido e sempre presente na história cotidiana do país. Por exemplo, o XIII Congresso, em 1986, teve como sede o Minas Centro, de Belo Horizonte, um dos mais importantes dos realizados até então. Antecedia a eleição dos delegados à Assembleia Nacional Constituinte. Era o momento propício para que nas mudanças estruturais que iriam ser propostas para a área da saúde se viabilizassem as modificações na lei de remoção de órgãos, com a retirada dos entraves e obstáculos a sua universalidade.

EDUCAÇÃO MÉDICA VIRTUAL

A partir da década dos 1970, os microcomputadores invadiram o mundo, mas não invadiram o Complexo HC-FMUSP ao mesmo tempo e com a mesma força. Muitos deles apenas enfeitavam as mesas ou utilizados simplesmente como editores de texto. Demorou para que se tornassem instrumentos de acesso as principais bibliotecas médicas e cientificas do mundo, bancos de dados e outras utilidades.

Em compensação, o impacto da tecnologia de informação sobre a Educação Médica foi avassalador pela adesão incondicional dos alunos. A iconografia das conferências, aulas e demonstrações, palestras e publicações, dos professores, e os trabalhos de pesquisa dos alunos, tanto teóricos como práticos, nunca mais foram os mesmos. A magnitude desta explosão tecnológica sobre os alunos pode ser chamada de uma revolução, era mais do que uma nova tecnologia, era um novo mundo de comunicação e intercâmbio.

No século XX, as mudanças radicais e extraordinariamente rápidas se tornaram padrão, superando os séculos anteriores, a todas as gerações precedentes somadas. A nova era foi batizada como a da Informática. Mas que evoluiu para um conceito universal, definido numa síntese de duas consoantes: TI.

O primeiro e maior impacto das novas tecnologias digitais foi estabelecer o equilíbrio entre ensino e aprendizado. O exemplo, como sempre, vinha de Harvard, e outras escolas do mundo dito desenvolvido. O aluno era estimulado a conectar-se a um computador, estudar e pesquisas, interagir sem limitações com a máquina. E simultaneamente uma avaliação permanente, em termos comportamentais, de todos os envolvidos na educação médica eletrônica, que comprovasse os ganhos na utilização dessa tecnologia.

Com os professores despreparados ou inexistentes, a educação médica eletrônica os substituía integralmente. O professor, como principal agente de ensino, podia ser considerado como um livro, um filme, como um arquivo de multimídia de aprendizado e discussão sobre casos, procedimentos, terapias, farmacologia, etc. Mas o paradigma de que o professor era o detentor único do conhecimento ao qual o aluno deveria ter acesso para a sua formação começou a se esfarelar no cotidiano das escolas médicas.

Na FMUSP foi um processo doloroso. Diante dessa nova realidade, os melhores professores da FMUSP começaram a montar programas no campo de suas especialidades, que acabaram se espraiando nas escolas médicas de todo o país. E esses programas de ensino se conectavam as redes de comunicação internacional (internet banda larga, um grande avanço) colocava ao alcance do aluno uma quantidade inimaginável, poucos anos antes, de informação teórica e prática ao alcance do aluno, na escola ou mesmo em sua casa.

Podia-se entrar nas bibliotecas de Oxford e Sorbonne, por exemplo, retirar informações que se buscava e imprimi-las em casa. Discutir por meio do correio eletrônico com colegas de outras faculdades do Brasil e do exterior, assistir aulas e demonstrações que aconteciam a milhares de quilômetros, conferências internacionais em que cada participante estava em seu país. Paralelamente, a tele-educação, o telediagnóstico, e a tele cirurgia, conquistavam seu espaço na velocidade da luz no exterior, mas aqui algumas barreiras pareciam intransponíveis.

A educação médica eletrônica para os professores como estímulo do aperfeiçoamento didático possibilitava reciclagem dos próprios conhecimentos, nova didática. Acabava com as aulas teóricas discursivas: o professor proferia sua aula e os estudantes eram obrigados a assisti-lo. Transformado o computador num instrumento didático - forçado – só teria sucesso se fosse assimilado pelos alunos como útil no seu ensino e aprendizado. Se não, suas aulas teriam que ser repensadas e refeitas.

Com técnicas de programação sofisticadas o aproveitamento e frequência virtual dos alunos podia ser detectado, isto é, suas perguntas, soluções oferecidas, e principalmente suas falhas, podiam ser seguidas e analisadas.

E as críticas dos alunos provocaram uma constatação imediata: as aulas ficavam rapidamente obsoletas. Como eram rejeitadas as aulas dos professores que eram as mesmas durante décadas e estes se recusavam a atualizá-las.

E, finalmente, a Informática conquista as ciências morfológicas. Os alunos podiam manipular estruturas anatômicas com alta resolução e em três dimensões. Mais do que o professor se atualizar, era o aluno que tinha que se amoldar e adaptar seu aprendizado às necessidades impostas pelas novas realidades diagnósticas e terapêuticas. Alguns sistemas inteligentes colocados em disponibilidade geravam um volume imenso de simulações, com exercícios de raciocínio clínico e treinamento de habilidades diagnósticas e terapêuticas.

MINI ESPECIALISTAS E MINI ESPECIALIDADES

Como professor, observava do alto a planície da educação médica brasileira e as consequências dessas subversões na sua ortodoxia – especificamente treinamento e especialidades. Marcello Marcondes faz o diagnóstico mais contundente da crise que estava diante dele - a super-hiper-míni especialização resultante da informática médica - com tendência de agravamento permanente. Em 1995 suas opiniões foram tomadas por alguns grupos como a não aceitação do novo mundo. A médio prazo revelaram-se proféticas. E a longo prazo, a crise *cronificou*.

> Eu tenho um receio, um medo, da super-hiper-míni especialização que as vezes se confunde apenas com a técnica. O médico a usa, com competência, sim. O que é a técnica? O indivíduo aprende a fazer, a exercer, usar uma técnica e a usa com competência, sim.
>
> Mas ao sair do gesto que ele tem que fazer ou do olhar que ele tem que pôr num visor e escrever um pequeno laudo, esquece o ser humano, psicossomático, indivisível.
>
> O compromisso social, no que diz respeito à saúde comunitária, esquece até coisas como o conceito de cidadania, porque ganha vida fazendo um gesto. O meu otimismo será se acontecer que esse desenvolvimento científico tecnológico seja o elo para a pesquisa interdisciplinar. Se isso ocorrer, até estes que sabem apenas fazer apenas um gesto, podem contribuir para o crescimento interdisciplinar.
>
> *Continua*

> *Continuação*
>
> O progresso vem pelos meios, vem pelo interstício. A interdisciplinaridade tão buscada e ainda tão precária seria para o jovem médico um instrumento poderoso por ter um conhecimento interdisciplinar.
>
> Revista Médicos (Abril, 1998).

Porque a defesa sem tréguas do diretor da FMUSP do tutor? Abandonara-se a arte individualizada de conhecer a anatomia humana com aulas com cadáveres - as *peças* já chegam preparadas há que se contentar o aluno com demonstrações, coletivas, usava-se aparelhos de projeção. E na parte clínica do curso, onde os doentes são insuficientes, o que dificultava a tomada da história e quase impede o exame clínico.

E os professores, insuficientes, se limitam ao possível, transformam as aulas práticas em simples atos demonstrativos. Medicina de livro, ciência de palavras, ausência da prática médica como padrão. O fracionamento, cada vez maior, das especialidades incluídas no elenco de disciplinas, foi uma tendência que se tornou incontrolada.

E perdeu-se a qualidade do atendimento em cujas enfermarias o doente não era simplesmente o ulceroso, o cardiopata, ou o diabético, mas um complexo patológico, no qual disfunções de um campo poderiam ter levado a injúrias de outro. Exemplo: se investigava na insuficiência cardíaca a causalidade, tratava-se também distúrbios que a influenciaram e cuidava-se dos danos produzidos pela circulação sanguínea dificultada. O aluno era induzido a trabalhar à sombra de aparelhos sofisticados que, sob programas virtuais, vasculhavam dos pés à cabeça o enfermo, como se fora um conjunto de pequenas e sincrônicas peças, detalhes anormais da estrutura e do funcionamento orgânico.

No final se tinha um médico inteiramente voltado ao manuseio de traçados, fotografias avançadas do ultrassom e sofisticados métodos de fluorescência, desligado completamente da humanização necessária à arte. Em especialidade alguma de ciência médica pode-se rejeitar o estudo sistemático das generalidades durante o curso. E nisso o tutor joga o papel de um agregador de pesquisa e conhecimento necessário para o aluno. Um fígado, como qualquer órgão, não é estanque, depende de muitos outros e para muitos outros funcionar.

A tendência na educação médica de então nos países desenvolvidos era adotar a integração docente-aluno assistencial, isto é, a prática tutorial realizada nos ambientes onde realmente se exerce o ofício:

nos postos, nos centros de saúde, nas unidades mistas e nos hospitais, onde o aluno teria a oportunidade de participar integralmente do trabalho médico, de ver o doente na sua chegada, auscultar lhe a história e examiná-lo.

Mas, principalmente, poderia segui-lo, acompanhar a trajetória rotineira do serviço e participar da causalidade patológica, na medida em que se incluí em suas atividades visitas domiciliares, hábito das unidades de saúde pública onde se realiza uma prática sanitária completa. Seria uma educação médica continuada de qualidade, visto que os médicos dos serviços integrados ao sistema terão que se manter atualizados para o seguimento dos estudantes, mesmo não estando diretamente envolvidos.

A dificuldade em conhecer a patologia força o aluno a buscar experiências em diversos estabelecimentos públicos, ou privados, nos serviços de pronto-socorro, ou em hospitais da Santa Casa, quando não em casas de saúde privadas, aonde não existe o menor interesse em repassar conhecimentos. Em não haver o desejo de ensinar, não pode haver a formação didática e prática como também a atualização científica dos médicos.

Apesar disso, gerações e gerações de profissionais formaram-se e se constituíram quase num misto do produto da labuta de docentes, que transmitiram a base teórica da patologia e da terapêutica e se esforçaram para apresentar a prática do dia-a-dia da profissão. E dos médicos do exercício diário, que transmitiram, e ainda transmitem, nas condições já referidas, a rotina dos serviços.

O hospital universitário, em crise permanente, nem sempre ofertava ao estudante tudo o que é indispensável para que exerça a Medicina. Ainda que, com obstáculos de todos os tipos, formaram-se notáveis médicos, profissionais que honravam o exercício da arte, situados no patamar do conhecimento científico e humanístico da ciência, como grandes clínicos, excelentes pediatras, competentes cirurgiões.

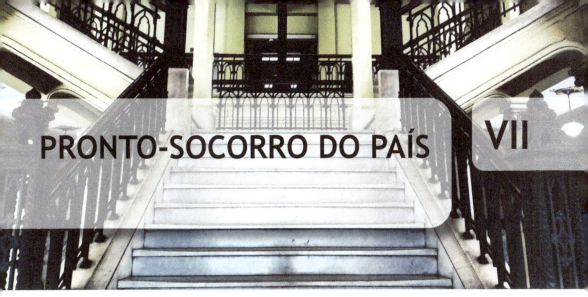

PRONTO-SOCORRO DO PAÍS

VII

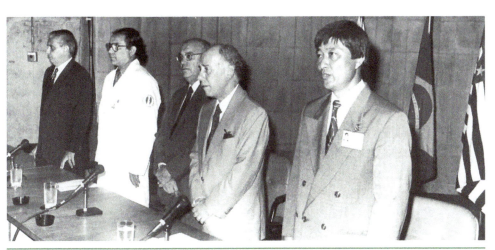

Figura 7.1. Posse de Alberto Kanamura na Superintendência do HC. Foto: Banco de Imagens do Hospital das Clínicas da FMUSP.

O Pronto-Socorro do HC e seus institutos de especialidades era na época a porta de entrada dos casos de alta complexidade de todo o país. Era o *Santo Graal* do atendimento que só poderia ser encontrado ali, com os maiores especialistas do país. E aqui é necessário um parêntesis: os chamados hospitais de excelência privados (centralizados em SP capital) são o que são graças aos especialistas formados e treinados nas escolas médicas públicas de excelência, notadamente a FMUSP e a EPM.

Ou seja, os hospitais privados tem seus corpos clínicos oriundos de treinamento e especialização – além da graduação – da educação médica pública. Cooptam e recebem os profissionais prontos para o exercício profissional imediato.

Escolhera como seu braço direito para a gestão do complexo de atendimento – leia-se HC – Alberto Hideki Kanamura, cirurgião, administrador hospitalar reconhecido nacionalmente, com luzes próprias. Como ele, aluno e mestre formado na instituição, visionário e sempre a frente de seu tempo, de uma turma que fez história. A principal parceria do diretor com seu superintendente: modernizar a administração horizontal e vertical do complexo HC, colocar ordem na casa.

Algumas administrações ruinosas do HC tinham tornado algumas áreas problemáticas. A última antes dele um desastre completo. Então, por onde começar? Por um projeto com objetivos definidos (alguns números orçamentários eram ficcionais), e principalmente, que tivesse a perspectiva de médio e longo prazo. No curto, não perder um minuto com questiúnculas bizantinas.

- Priorizar, como atendimento, o SUS. Era a ele que a vocação fundadora como hospital escola se dedicaria com o maior empenho e não poderia se afastar: a saúde pública.
- Renegociação de todos os contratos dos prestadores de serviços com base em novas regras de transparência e fixação de objetivos de abrangência e qualidade.
- Controle rigoroso das receitas e despesas, tanto administrativas quanto na compra de insumos e equipamentos;
- Fechar os gargalos de desperdício e má gestão de serviços, enfermarias, clínicas, centros.
- Racionalização do quadro de funcionários de acordo com a demanda real e priorizar o programa de demissões voluntárias. (já estava em vigor) mas se movia a passos de tartaruga e com números inexpressivos.

Foi-lhe delegado o poder (praticamente ilimitado), por Marcello Marcondes, de administrar e revolucionar a máquina assistencial do Complexo HC. A relação custo-benefício seria e foi seu cavalo de batalha. O sofisticado arsenal em mãos de quem não tem o adequado preparo, se não produz um resultado desastroso, vai gerar ineficiência e desperdício. A prática médica não é mais algo que só deve interessar ao doente e ao médico que o assiste, mas algo com tamanha repercussão econômica e social que precisa ser balizada por critérios que levem em consideração o interesse coletivo e a disponibilidade (de recursos) da sociedade.

Com excesso de oferta e excesso de demanda, o mercado da saúde deveria ser o melhor dos mundos. O mercado da saúde é atípico porque quem consome não paga, quem paga não decide e quem decide não consome.

Feito um estudo profundo de todas as demandas e prioridades, elaborou-se uma diretriz denominada *Plano de Governabilidade*. Que formava um tripé: recursos humanos, adequação do atendimento a capacidade instalada e a busca de recursos extraorçamentários. Esse plano, divulgado em outubro de 1995, estendeu-se até maio de 1996, envolvendo os setores estratégicos do hospital. Era a primeira gestão do HC que tinha um projeto do início ao fim de gestão, implantar um novo conceito de governabilidade.

A dimensão dos buracos negros dentro do complexo de atendimento eram buracos negros. Como na questão dos recursos humanos. Os baixos salários minavam não só a permanência de quadros de qualidade como impediam novas contratações no mesmo padrão. A perda de 1.500 servidores nos dois anos anteriores (1992-94) só pode ser amenizada parcialmente. E o elevado *turn over* na área de Enfermagem, constituía um desafio imediato. Era uma mão de obra fundamental para manter a eficácia e qualidade das 5 mil internações mensais, como suporte e retaguarda do atendimento médico. E a evasão de profissionais tarimbados, e com sólida formação (feita no HC) se dava pela competição hostil do segmento privado, com sua carteira de melhores salários, com os quais não se podia competir.

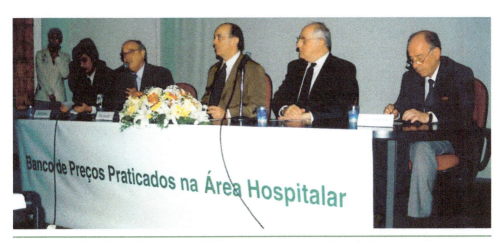

Figura 7.2. Batalha diária: compatibilizar a relação custo-benefício no atendimento ao paciente. O Ministro da Saúde, José Serra, apoiou a modernização total do complexo HC-FMUSP na gestão de Marcello Marcondes e Alberto Kanamura. Foto: Banco de Imagens do Hospital das Clínicas da FMUSP Arquivo HC-FMUSP.

A década de 1990, especificamente, foi muito dura para o Complexo. A escassez de recursos públicos paralisa obras, desativa leitos, impede a reposição e modernização de equipamentos, limita os recursos humanos qualificados e restringe a agilidade administrativa. Era necessário, para equilibrar a receita e as despesas, levar em consideração ir além da numerologia. Porque o custo *oculto* do hospital era muito elevado. A pesquisa é onerosa, o ensino é dispendioso e o atendimento médico de alta complexidade consumia grandes porções do orçamento do HC.

Para que se tenha uma ideia do que representa isso em termos financeiros: o HCFMUSP tinha, em 1991, um custo operacional diário superior a um milhão de dólares, superava o orçamento global da USP. Ele é definido estatutariamente como entidade associada da Universidade, o mesmo critério adotado com o Hospital das Clínicas da Faculdade de Medicina de Ribeirão Preto, ambos com orçamentos separados daquele de toda a USP.

BANCO HC-FMUSP

E lançou-se mão das fundações de apoio. Com um único objetivo: investir maciça e exclusivamente na instituição, atenuaria as carências da educação médica, manteria o hospital no patamar de eficiência coerente com a sua história. O que exigiu um regime jurídico diferenciado que lhe conferisse flexibilidade e aumentasse sua receita. O que não podia ser interrompido era ensinar, pesquisar, atender a população.[1]

A Fundação Faculdade de Medicina (FFM), fundada em 1986, foi profissionalizada da portaria ao diretor-geral. Como entidade privada, mas de direito público, sob estrito controle dos órgãos públicos de fiscalização, como o Tribunal de Contas do Estado. Certificada pelo Ministério da Saúde como Entidade Beneficente de Assistência Social e qualificada como Organização Social de Saúde do Estado de São Paulo. E de uma simples unidade de apoio às atividades do Complexo FMUSP-HC transformou-se no *banco financiador* das suas atividades e demandas de investimento. E repassadora das verbas do SUS recebidas em grau federal, estadual, municipal. Seu caixa se tornou indispensável.

---

[1] Dois anos após a sua fundação celebrou, em 1988, junto ao HCFMUSP e à Secretaria Estadual de Saúde de São Paulo (SES-SP), o Convênio de Assistência Integral à Saúde aos Pacientes do SUS, compromisso com a prestação de uma assistência médica de qualidade à sociedade, entre outras ações em saúde. É sua maior operação financeira e assistencial.

As reformas que foram implantadas na década de 1990 – em volume, qualidade, diversidade, administrativa e financeira, levaram os seus números para a alta atmosfera. Literalmente ela tornou-se nesse tempo, o *braço financeiro* do Complexo HC-FMUSP, para o financiamento global do ensino, pesquisa, assistência.

Nos últimos 40 anos – 1980-2020 – o financiamento à saúde pública vem sendo erodido com a dinâmica de uma montanha russa. Paga-se e atende-se o possível – nunca mais do que 50% do orçado e previsto – em 80% do SUS. Quando se anunciam restrições orçamentárias, ele é o primeiro alvo. Os estados que conseguem algo próximo do equilíbrio entre receita e despesas, com dificuldades, são menos de cinco em todo o país.

E o dinheiro da Saúde, obrigação constitucional, é liberado pelo Ministério da Fazenda ao sabor do caixa disponível, independente do que o Ministério da Saúde planeje e o Congresso determinem. Parece jogo de palavras, mas não é: uma coisa é o orçamento, outra coisa é o executado, repassado para a atividade fim. E tiveram que buscar recursos em outras fontes. A capacidade de investimento do Estado na Saúde, à míngua nas últimas décadas, tanto o federal, quanto o estadual, municipal, exigia isso.

Vamos detalhar isso: A FFM mantém centenas de Projetos de Assistência Integral à Saúde, Assistenciais, Institucionais, de Pesquisa, de Inovação, de Estudos Clínicos e de Políticas de Saúde, por meio de acordos firmados com instituições públicas e privadas, nacionais e internacionais, com a contratação de pesquisadores e profissionais alocados diretamente nas pesquisas, além da aquisição de materiais e equipamentos. Seu principal convênio de cooperação é com a Secretaria Estadual da Saúde de SP. Algumas atividades conjuntas:

- Faturamento dos serviços de atendimentos médico-hospitalares;
- Gestão dos recursos humanos da FMUSP e HCFMUSP;
- Investimento em obras de infraestrutura;
- Compra de equipamentos médicos e insumos hospitalares.

Academicamente financia cursos de extensão, projetos de pesquisa, conferências, estudos clínicos, programas de inovação tecnológica e empreendedorismo, entre muitas outras iniciativas. Atualmente a FFM conta com aproximadamente 11.600 profissionais que atuam diretamente nas atividades assistenciais, de desenvolvimento da assistência integral à saúde e de atendimento aos pacientes do SUS. E quase 350 funcionários alocados na administração direta. E são aplicados recursos vultuosos para capacitações, treinamentos e cursos para a qualificação desse contingente profissional.

Qual foi o principal resultado da profissionalização da FFM? Credibilidade junto aos órgãos subvencionadores com a explosão dos valores manejados, com as suas receitas operacionais integralmente revertidas em favor da operação institucional e dos projetos executados. Certificada pelo Ministério da Saúde como Entidade Beneficente de Assistência Social e qualificada como Organização Social de Saúde do Estado de São Paulo.

Academicamente, por sua vez, financia cursos de extensão, projetos de pesquisa, conferências, estudos clínicos, programas de inovação tecnológica e empreendedorismo, entre muitas outras iniciativas.

NOVO MODELO DE FINANCIAMENTO

Exigia mudar paradigmas, os profissionais teriam que ser induzidos a abandonar a lógica da remuneração por serviços prestados, precisavam pensar em deixar de ganhar por tratamento realizado, mas ganhar por não precisar tratar. Entender que caminhávamos para um mundo onde a maior parte das doenças seriam eventos previsíveis.

A discussão essa, que Kanamura propunha à época, era a *gestão clínica*, um paradigma novo de ações-custos. Despertou críticas ferrenhas e apoios incondicionais imediatamente. Não eram poucos os que acreditavam (e ainda insistem) que qualquer análise da medicina sob o enfoque custo-efetividade é antiético, uma vez que o médico não deveria subordinar sua decisão ao custo de sua ação.

Se custo for entendido como sacrifício, não estaria havendo sacrifício demais para pouco resultado? Quais os principais pontos colocados em discussão, todos derivados da evolução do conhecimento médico e da disputa (histórica) entre a medicina comunitária e a de especialidades?[1] Ao mesmo tempo se assistia uma mudança de impacto no trabalho médico, a agonia da prática liberal frente a saúde pública gratuita.[2]

---

[1] E a investigação da doença na sua dimensão molecular acrescia novos custos na clínica tradicional.

[2] *"É preciso encorajar médicos a calcular custos tão bem quanto calculam benefícios e encorajar*

- Abrangência *versus* especificidade
- Eficiência *versus* desperdício
- A dimensão econômica da saúde
- Uso irracional da tecnologia
- Relação custo-eficácia

Os sanitaristas diziam/dizem que é muito complicado discutir saúde com alguém que não tem noção da diferença entre incidência e prevalência de uma doença. Enquanto que um administrador critica porque é impossível discutir orçamento com quem não faz diferença entre o econômico e o financeiro. Existe um conflito latente entre a lógica do administrador e o modo como raciocina o médico que, de quando em quando, se exterioriza e acaba por inviabilizar o desenvolvimento de algumas iniciativas que seriam bem-vindas para as instituições e para a sociedade.

Como decorrência de sua formação, se é difícil ao médico aceitar determinações administrativas e se ajustar às normas de uma organização diferente da sua corporação, talvez seja mais fácil que o administrador compreenda melhor a alma do médico e possa trabalhar alternativas de gestão pela ótica do pensamento médico.

REVOLUÇÃO ASSISTENCIAL

E para esse salto se teria que mudar a ortodoxia vigente do modelo de assistência. Começar pela reorganização da oferta e da demanda, dimensionar adequadamente a escala econômica do atendimento, com a redução do desperdício. Como? Delimitar precisamente as fronteiras entre as despesas obrigatórias e o risco, para efeito de planejamento orçamentário. E adotar a TI (tecnologia de informação) como ferramenta básica de gestão (que era um novo campo a ser explorado). A *gestão clínica* com base na sistematização na coleta de dados de utilização de serviços de saúde era imperiosa para monitorar, avaliar continuamente e fazer um gerenciamento das ações custo-efetivas.

---

gerentes a calcular benefícios tão bem quanto calculam custos". (Raymond Hoffemberg, Oxford, 1998).

Com os recursos da TI era plausível que todas as informações relevantes do atendimento de uma população fossem reunidos em um único banco de dados, possibilitando uma gestão eficiente. E a incorporação dessas novas tecnologias exigia o preparo prévio da formação de operadores compatíveis. Colocou-se em prática tudo o que se podia fazer com a nova tecnologia digital. O que se propunha era para o que, há algum tempo, se tentava praticar, uma medicina voltada para a prevenção, para a saúde e não para a doença.

O custo da assistência médico-hospitalar crescera tanto que, seja público ou privado, não havia outra forma, a medicina continuaria a ser financiada por um fundo coletivo acumulado solidariamente, onde todos pagam para alguns poucos poderem usufruir quando ficam doentes.

Para que todo esse conjunto de atitudes pudesse convergir para a construção de um sistema de saúde que efetivamente atendesse as necessidades da sociedade, e dentro das suas disponibilidades, era fundamental que os dados estivessem organizados na forma de informação para uma solução racional e custo-efetiva. Por exemplo: era necessário diminuir o custo do papel, com a documentação interna e externa. Cerca de 20% do orçamento global era gasto com papel.

Aliás, essa ainda é a média de qualquer hospital. Os ganhos – em todos os sentidos – com a rastreabilidade e controle dos pacientes desde a internação e seu tratamento, medicação, evolução, até a alta, para liberar leitos com ocupação desnecessária. Quanto a demanda, era preciso reduzir o custo global da assistência, repensar o modelo assistencial e de gestão, romper o ciclo da assistência baseada no consumo perdulário de serviços. Sem deixar de olhar o indivíduo doente, era preciso zelar mais pelo indivíduo são. É fundamental organizar as informações para que se possa enxergar a dimensão coletiva da saúde. Por exemplo: a UTI do Instituto Central (ICHC) recebeu três dispensários eletrônicos capaz de assegurar rastreabilidade, controle de utilização e maior rapidez e segurança na manipulação e administração dos medicamentos.

O sacrifício era da sociedade. A prática médica não deveria interessar só ao doente e ao médico que o assiste. Mas algo com tamanha repercussão econômica e social precisa ser balizado por critérios que levem em consideração o interesse coletivo e a disponibilidade da sociedade. Utilizar recursos de forma não criteriosa é dar demais a um o que pode faltar a outro.

A assistência à saúde precisava ser reorganizada para que se adiasse ao máximo o aparecimento de *eventos previsíveis*. Todo indivíduo deveria ser acompanhado e medicado antes da descompensação de um órgão ou sistema. E o que fazer no atendimento para que os resultados fossem decorrentes? O que foi proposto para Marcello Marcondes? Uma revolução de gestão e assistência em todo o complexo. Não precisou assinar, seu endosso aos seus administradores hospitalares foi incondicional. Não havia dois barcos, somente um para todos.

Primeiro reorganizar a oferta, segundo reorganizar a demanda e terceiro informatizar o atendimento como estava sendo feito na Inglaterra. Da mesma forma que nos grandes centros urbanos não há mais lugar para quitandas e mercearias, substituídos que foram pelos supermercados, a medicina também tem pouco espaço para produção artesanal.

- Produzir assistência em escala econômica para que a assistência médica possa ser ofertada a custo compatível com os recursos disponíveis.
- Uma rede de assistência ambulatorial interligada por computador de tal forma a forçar a integração e hierarquização do atendimento.
- Uma rede de assistência primária que privilegie a promoção de saúde e conduza o acesso a especialistas através de critérios técnicos definidos.

SISTEMA PADRÃO NO MUNDO

Como sistema de informações, o NHS inglês é considerado o modelo padrão e o mais eficiente do mundo na coleta de dados do atendimento em todo o mundo, da prevenção a alta complexidade. Um estudo publicado na revista *Circulation,* em março de 2004, analisou dados acumulados pelo sistema nacional de saúde do Reino Unido, de todos os procedimentos preventivos e de tratamentos relacionados com a doença coronariana prescritos em 2000 e 1981. Estimou-se o número de mortes prevenidas ou postergadas relacionadas ao emprego de cada procedimento médico.

Comparou-se a taxa de mortalidade observada em 1981 com a observada em 2000 e se chegou à conclusão que houve uma redução de 62% em homens, 45% em mulheres, entre 35 e 84 anos de idade. Houve 68.230 mortes a menos que o projetado com base na taxa observada em 1981. Os tratamentos individualizados, clínicos e cirúrgicos - tratamentos de infarto agudo do miocárdio, da insuficiência cardíaca e de prevenções secundárias - juntos responderam por aproximadamente 42% das mortes evitadas.

E 58% foram decorrentes das ações coletivas de redução de riscos principalmente fumo, pressão arterial e colesterol. O artigo não faz análise econômica, mas insinua que as mortes evitadas atribuíveis aos tratamentos têm uma relação custo-efetividade baixa.

Como foi possível aos britânicos tirar estas conclusões? A disponibilidade de dados demográficos, de mortalidade, de morbidade e principalmente dos dados de utilização do seu sistema de saúde. Foram importantes a sistematização dos registros relativos aos pacientes admitidos nos hospitais com diagnóstico e procedimentos realizados, dos registros médicos relativos aos pacientes em tratamento ambulatorial nos consultórios comunitários, do acesso às prescrições médicas através de auditoria e dados de pesquisas populacionais de mudanças de hábito. A Inglaterra informatizou toda a rede de serviços de saúde do país e através da conectividade para ter o controle sobre toda a oferta, toda a demanda, e sobre todos os procedimentos realizados ou utilizados.

E qual foi o papel de Marcello Marcondes nessa *revolução francesa* de gestão dentro do HC, tocada em sua maioria por jovens médicos progressistas, todos *revolucionários franceses,* ou numa definição mais palatável, *médicos jovens progressistas*? Apoio tácito, silencioso, monolítico. Não existe modernidade aos pedaços. Ou se modernizava todo o complexo, ou se manteria uma colcha de retalhos, como vinha ocorrendo nos últimos 30 anos antes que eles assumissem o poder de fato no HC-FMUSP.

Na educação médica, na clínica, na pesquisa, na assistência, nada é imediatista ou se consagra em curto espaço de tempo. Tem que ser comprovado, adotado, incluído na rotina. As reformas introduzidas por Marcondes e Kanamura, cada qual na sua instituição, separados apenas por uma pequena rua, deram resultados indiscutíveis. E nisso, o agigantamento da FFM teve um papel central, foi o caixa dessa modernização.

RANKING MUNDIAL

Os professores da Faculdade de Medicina da Universidade de São Paulo (FMUSP) e médicos do Hospital das Clínicas da FMUSP integram ranking mundial de cientistas de ponta, reunidos em banco de dados publicado por um estudo na revista científica *PLOS Biology*. No total, 600 brasileiros foram reconhecidos no trabalho intitulado *Updated science-wide author databases of standardized citation indicators*, conduzido por um grupo da Universidade de Stanford (EUA) e divulgado em 16 de outubro de 2020.

Os dados tabelados incluem todos os cientistas que estão entre os 100 mil melhores em todos os campos, de acordo com o índice de citação composto. Além disso, na versão atual, foram incluídos os 2% melhores cientistas de sua disciplina de subcampo principal, entre os quais publicaram pelo menos cinco artigos. Para isso, foi analisada a quantidade de vezes que um trabalho é citado ou que ele interferiu em estudos de outras pessoas, listados em bases de dados como *Web of Sciene* e *Scopus*.

O resultado é apresentado em dois rankings: o impacto do pesquisador ao longa da sua carreira e a atuação no ano de 2019. Constar nessa lista de pesquisadores mais influentes do mundo é um reconhecimento da qualidade da produção científica e excelência dos cientistas da Faculdade de Medicina da USP e Hospital das Clínicas.

CONCLUSÃO

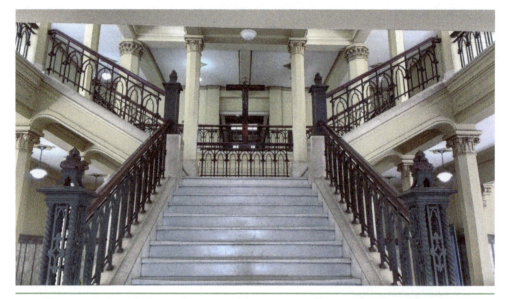

Figura 7.3. Escadaria que leva ao gabinete mais influente da educação médica brasileira, independente do seu ocupante. Foto: Banco de Imagens do Hospital das Clínicas da FMUSP.

Diretor do HC-FMUSP, quando é eleito, se torna herdeiro de um patrimônio inestimável em termos de ciência e pesquisa médica. Ele tem que manter essa herança e colocar todo o seu empenho em mantê-la, ampliá-la, torna-la mais valiosa científica e clinicamente. Obviamente, estamos nos referindo a avanços científicos. Que não podem ser avaliados friamente em termos financeiros, ou números dissociados dos seus benefícios para os pacientes, que podem ser milhares ou milhões. Alguns exemplos desse dote:

- 1965, o primeiro transplante de rim da América Latina;
- 1968, o primeiro transplante de fígado da América Latina; no mesmo ano, a segunda cirurgia no mundo de transplante de coração;
- 1988, o primeiro transplante intervivos de fígado
- 1989, o primeiro transplante de fígado em criança do mundo;
- 1991, o nascimento do primeiro bebê de proveta em hospital público do País;

- 1993, a primeira cirurgia de auto implante de coração e o segundo transplante cardíaco em criança do País;
- o primeiro implante coclear do País em paciente com surdez profunda;
- 1994, o transplante cardíaco no mais jovem paciente brasileiro, um bebê de 20 dias.

Como procedimentos pioneiros, eles não se finalizam somente no paciente zero, mas replicarão, consagrados na clínica, para incontáveis pacientes beneficiados. O ganho com essa performance? Em 2011, a FMUSP passou a ser a primeira escola médica da América do Sul a integrar a *M8 Alliance* – rede global de instituições acadêmicas de excelência em ensino e pesquisa. No folclore da instituição se diz que a escola funciona com ou sem diretor. É dotada de *leit motiv* que lhe permite prescindir no dia a dia da intervenção ou interação com o diretor.

Não que este seja mantido propositalmente a margem, mas porque a educação médica, novas disciplinas, a pesquisa, o experimento, o ensaio clínico, novos procedimentos, não dependem de sua participação ou interferência. Além do que, a estrutura burocrática é gigantesca e em algumas áreas é saudável que se mantenha sem interferir no que não depende dela diariamente para o dia a dia do curso médico em todas as suas etapas, na pesquisa e na assistência, nem na absorção e integração plena dos avanços (de todos os tipos) que serão consagrados na rotina da instituição.

Marcello Marcondes Machado é uma exceção do triplo *modus:* tanto no *vivendi,* como no *faciendi,* e no *operandi.*

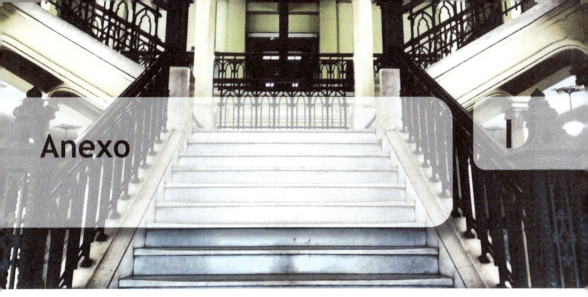

Anexo

DEPOIMENTO

Depoimento de Marcelo Marcondes Sampaio, como Professor Emérito, sobre a ultra especialização na medicina atual. E suas contradições e danos em diagnósticos e terapias.

Acesse pelo QR code ao lado para assistir.

CABEÇA E CORPO

Reconhecida internacionalmente em 1951, quando conquistou o mais alto padrão das escolas médicas dos Estados Unidos, segundo avaliação do *Council on Medical Education and Hospitals of the American Medical Association* e do *Executive Council of the Association of Medical College*. Era gigantesca, não só ela, mas seu hospital escola. Interagia, influenciava, determina padrões e protocolos, ora como bússola, ora como padrão, para toda a medicina do país, seja na formação quanto na assistência. E notadamente na especialização.

Constituída por 17 departamentos (de especialidades) não podia ser ignorada internamente e nem deixar de receber parcerias e projetos comuns no cenário médico internacional.

CARDIOPNEUMOLOGIA

Agrega as disciplinas de Cardiologia; Pneumologia, Cirurgia Cardiovascular, Cirurgia Torácica; Genética e Medicina Molecular. Desenvolve atividades de ensino, pesquisa e prestação de serviços à comunidade no Instituto do Coração (InCor) do Hospital das Clínicas da FMUSP.

CIRURGIA

Formado pelas disciplinas de Cirurgia Geral e do Trauma, Anestesiologia, Cirurgia de Cabeça e Pescoço, Cirurgia Plástica, Cirurgia Vascular, Urologia, Topografia Estrutural Humana, Técnica Cirúrgica e Cirurgia Experimental. Suas principais linhas de pesquisa são os fatores de prognóstico e as técnicas cirúrgicas em câncer urológico, os marcadores moleculares em câncer urológico, a anatomia macro e microscópica e as anatomias clínica e aplicada.

CLÍNICA MÉDICA

Integra as disciplinas de Clínica Geral e Propedêutica, Emergências Clínicas, Endocrinologia e Metabologia, Geriatria, Hematologia e Hemoterapia, Imunologia Clínica e Alergia; Medicina Molecular, Nefrologia e Reumatologia.

DERMATOLOGIA

Seu atendimento ambulatorial é dividido em 19 subespecialidades: Ambulatório Geral e Didático, Alergia; Cirurgia Dermatológica, Dermatologia Infantil; Onicopatias, Dermatite Atópica, Colagenoses, Micologia, Dermatoses Inestéticas, Fotodermatose e Fototerapia, Estomatologia, Hansenologia, Vasculites, Psoríase, Oncologia Cutânea, Imunodeficiências Primárias e Adquiridas, Doenças Bolhosas, Criocirurgia e Doenças Sexualmente Transmissíveis. É uma das poucas do mundo que possui enfermaria própria.

FISIOTERAPIA, FONOAUDIOLOGIA E TERAPIA OCUPACIONAL

Constituído em 1999, com a denominação de FOFITO. Contempla três áreas. Seus projetos político-pedagógicos dos cursos orientam-se, tanto pelas inovações geradas pela produção e pelo conhecimento das áreas específicas, quanto pelas tendências que emanam do campo das políticas da saúde e da educação.

GASTROENTEROLOGIA

Engloba as disciplinas de Bases Fisiopatológicas da Clínica Médica em Gastroenterologia, Clínica Médica e Cirurgia do Aparelho Digestivo.

Entre as principais linhas de pesquisa estão hepatites virais e cirrose, doenças autoimunes do fígado, doença inflamatória do intestino, doença do refluxo gastroesofágico, transplante do fígado e transplante do pâncreas.

MEDICINA LEGAL, ÉTICA MÉDICA, MEDICINA SOCIAL E DO TRABALHO

Abarca as áreas de Medicina Legal; Medicina Social e do Trabalho; Bioética. Com os serviços do Centro de Estudos e Atendimento Relativos ao Abuso Sexual (CEARAS); Serviço de Saúde Ocupacional (SSO). Também o compõe a área de Medicina Física e Reabilitação, com atuação junto ao HCFMUSP e ao Instituto de Medicina Física e Reabilitação (IMREA). O Núcleo Técnico e Científico de Humanização (NTH); O Projeto Caminho de Volta colabora com os órgãos governamentais na busca de crianças desaparecidas no Estado de São Paulo.

MEDICINA PREVENTIVA

Produção de conhecimento para aprimorar as práticas de prevenção e cuidado em saúde. E formação de quadros capazes de atuar com competência técnica, capacidade crítica, compromisso humanístico, no exercício da medicina e das diversas profissões do setor da saúde.

Em três grandes áreas: Ciências Humanas e Sociais em Saúde; Epidemiologia; e Política, Planejamento, Gestão e Avaliação em Saúde.

MOLÉSTIAS INFECCIOSAS E PARASITÁRIAS

Desenvolve suas atividades integrado à Divisão de Clínica de Moléstias Infecciosas e Parasitárias do Hospital das Clínicas. As principais áreas de pesquisa desse departamento são infecção por HIV/Aids, hepatites, infecções endêmicas, hospitalares e em imunodeprimidos, terapia intensiva, imunizações, acidentes por animais peçonhentos e infecções virais.

NEUROLOGIA

Grupo engloba as disciplinas de Neurologia Clínica, Neurocirurgia, Neurologia Infantil e Neurologia Experimental. Suas principais linhas de pesquisa são a biologia molecular e os mecanismos de neuroproteção, de neuromodulação, de neurorregeneração e de neuroestimulação.

OBSTETRÍCIA E GINECOLOGIA

As atividades de ensino são realizadas na graduação em Medicina no ciclo clínico (3º e 4º anos) e no internato (5º e 6º anos), e também em Fisioterapia. Na pós-graduação *lato sensu*, a área oferece o Programa de Residência Médica em Obstetrícia e Ginecologia e em Mastologia, além de cursos de especialização nas áreas de Medicina Fetal, Gestação de Alto Risco, Reprodução Humana, Endometriose e Uroginecologia.

OFTALMOLOGIA E OTORRINOLARINGOLOGIA

Ativas em pesquisas de impacto, divulgadas em relevantes publicações e debatidas em fóruns científicos. Tem intensa produção científica e tem como objetivo conduzir clínico-cirurgicamente diferentes patologias da área.

ORTOPEDIA E TRAUMATOLOGIA

É referência nacional nas lesões raquimedulares, microcirurgia reconstrutiva, reimplantes de membros, cirurgias microinvasivas das fraturas, técnicas de artroscopia, reconstruções com endopróteses ou com banco de tecidos nas grandes ressecções dos tumores musculoesqueléticos, traumatologia e na reabilitação de pacientes.

PATOLOGIA

Referência pelas 13 disciplinas oferecidas no curso de graduação de medicina. Entre elas Patologia Geral, Conjunto de Disciplinas de Patologia Especial e Telemedicina.

Além disso, responde também pelas autópsias dos pacientes do Hospital das Clínicas, pela Divisão de Anatomia Patológica e pelo Laboratório Central do Hospital das Clínicas.

PEDIATRIA

Formado pelas disciplinas de Pediatria Preventiva e Social, Pediatria Clínica, Pediatria Neonatal e Cuidados Intensivos; e Cirurgia Pediátrica e Transplante Hepático. E Laboratórios de Investigação Médica para o apoio à pesquisa.

PSIQUIATRIA

Abrange as áreas de graduação (incluindo o internato), pós-graduação *lato sensu* (incluindo a Residência Médica) e pós-graduação *stricto sensu*. Na graduação, responde por um módulo de Psiquiatria na disciplina de Bases Fisiológicas da Clínica Médica e pelas disciplinas de Bases Humanísticas da Medicina, Psicologia Médica e Psiquiatria Clínica.

Na pesquisa, exerce importante liderança nacional em pesquisa básica, e clínica, nas áreas de Psiquiatria da Infância e Adolescência, Psiquiatria do Desenvolvimento, Psiquiatria Preventiva, Transtornos do Humor, Transtornos de Ansiedade, Esquizofrenia, Psiquiatria Geriátrica, Genética e Epidemiologia.

RADIOLOGIA E ONCOLOGIA

O Instituto de Radiologia (InRad) do HCFMUSP é formado pelas Divisões de Diagnóstico por Imagem; Radiologia Intervencionista Diagnóstica e Terapêutica; e Medicina Nuclear.

A área de Diagnóstico por Imagem conta com vários grupos divididos em tórax, medicina interna, neurorradiologia, cabeça e pescoço, musculoesquelético e imagem da mulher.

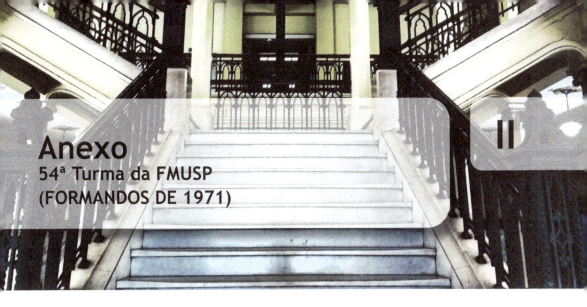

Anexo
54ª Turma da FMUSP
(FORMANDOS DE 1971)

O Jubileu de Ouro da 54ª Turma da FMUSP (Formandos de 1971) resgatou a cerimônia de formatura que não ocorreu devido ao veto político da diretoria da escola a homenagem que os alunos fariam aos professores de esquerda que haviam sido seus grandes mestres durante todo o curso. E num autoritarismo, sem limites, exigiram que os homenageados pelos formandos fossem trocados.

Os integrantes da 54ª Turma procuraram Marcello Marcondes para que permitisse, no anfiteatro da escola, promover a festa de formatura que não tinham tido, há 25 anos. Era reconhecer a infâmia acadêmica e política que os então dirigentes da FMUSP tinham perpetrado emulados pela ditadura.

Garantiu que a Faculdade de Medicina daria todo o apoio a cerimônia. E que a Congregação seria comunicada, ou seja, apenas comunicada. Não poderiam interferir, intervir, em qualquer ato da comemoração, impedida há 25 anos.

E disse mais: que seria uma honraria para ele, na qualidade de Diretor, presidir a cerimônia que diminuiria o débito que a FMUSP tinha para com a turma de 1971. E foi o grande homenageado pela coragem de autorizá-la, e mais, participar dela.

No capítulo intitulado *Dívida Acadêmica*, de um livro de sua autoria, com os subtítulos *A comemoração que não houve* (1971) e *A Comemoração que houve* (1996), Marcondes revelou:

"Já estive em vária formaturas, mas em nenhuma tão emotiva, com tantos sorrisos, abraços, beijos, lágrimas e risos."

Eram eles:

Paraninfo
- Nagib Curi (Cirurgião de Tórax)

Homenageados
- Alberto Carvalho da Silva (Fisiologista);
- Isaias Raw (Bioquímico);
- Leônidas de Melo Deane (Parasitologista);
- Cesar Timo-Iaria (Neurofisiologista);
- Waldomiro de Paula (Emergencista);
- Gabriel Wolf Oselka (Pediatra).

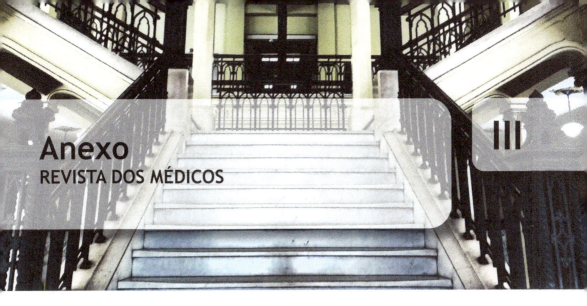

Anexo
REVISTA DOS MÉDICOS

Quando lhe foi apresentado o projeto de uma revista de educação médica continuada, projetada por Luis Mir, para que os médicos brasileiros tivessem acesso as terapias diagnósticas e terapêuticas de última geração do HCFMUSP, Alberto Kanamura, sem titubear, disse sim.

E que ela deveria ser feita dentro do hospital, por uma motivação especial: fazer com que os alunos da escola, que estavam distanciados do hospital e da escola há muito tempo, retomassem o contato e tivessem a troca de experiências com o que de mais avançado se fazia no Complexo. Afinal de contas, era um hospital-escola, que atualizaria médicos que pelos mais variados motivos, haviam perdido o contato com a escola e com o hospital.

O diretor Marcello Marcondes foi consultado e não foi necessária uma longa peroração. Deu sua aprovação imediata com recomendação: que estivesse sob o guarda-chuva de educação continuada, ou seja, propiciasse não só a informação, mas a possibilidade de que os médicos pudessem aceder as novas fronteiras do conhecimento médico. E garantiu que colocaria o projeto em discussão dentro da FMUSP. Teria aprovação automática.

Circulação nacional, uma tiragem que atingisse todos os médicos do país, os autores seriam tanto do HC como de outras escolas e hospitais universitários. E não haveria qualquer discriminação de médicos da medicina privada, e seus hospitais, desde que atendessem aos critérios de excelência em termos de ensino, pesquisa e assistência. Finalmente, bateu-se o martelo: 300 mil exemplares, periodicidade bimestral, distribuição feita com o cadastro eletrônico do CFM de todos os médicos brasileiros. Foi a primeira vez que o CFM autorizava a utilização desse cadastro extra muros. Sob rigoroso controle e fiscalização.

Era um projeto caro. E não se colocaria um centavo de dinheiro público destinado exclusivamente para a saúde pública. E começou-a busca por patrocínios. Ou, como se diz popularmente, o caminho das pedras. Seria impressa na Editora Abril – preço de custo autorizado por Roberto Civita. A Roche Farm fez uma doação que lhe garantiu dois anos de vida iniciais garantidos. Pagamento da equipe, da impressão, da distribuição, etc. Montante que ficaria a cargo da FFM com a criação de um fundo para pagamentos de todas as despesas.

E provocou uma revolução editorial, visual e qualitativa na educação médica no campo das revistas médicas brasileiras. Em termos de mudança de padrões nesse tipo de revista, se pode falar em antes e depois da Médicos. Virou colecionável.

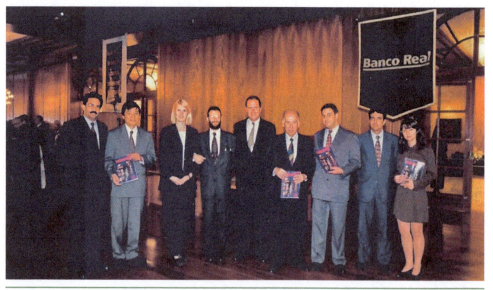

Figura A-VI.1. Lançamento da revista Médicos. Foto: Banco de Imagens do Hospital das Clínicas da FMUSP.

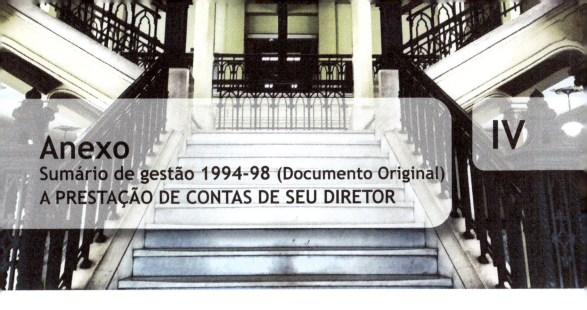

Anexo IV
Sumário de gestão 1994-98 (Documento Original)
A PRESTAÇÃO DE CONTAS DE SEU DIRETOR

DIRETORIA DA FACULDADE DE MEDICINA
UNIVERSIDADE DE SÃO PAULO

Período: outubro de 1994 a outubro de 1998

REALIZAÇÕES, INICIATIVAS E IDÉIAS

(Sumário de Gestão)

Diretor: PROF. MARCELLO MARCONDES MACHADO

SUMÁRIO

Apresentação 03
Gerenciamento Administrativo do HC-FMUSP 04
Projeto Departamental de Metas Acadêmicas 04
Currículo Nuclear 05
Reestruturação Departamental 05
Programa de Fixação de Médicos e Docentes na
Instituição HC-FMUSP em Regime de Trabalho de 40 Horas
Semanais, com ou sem Dedicação Exclusiva 06
Pós-Graduação em Ciências 07
Biotério Central 08
Centro de Desenvolvimento de Educação Médica (CEDEM) 08
Reconhecimento dos Médicos do HC pela USP 08
Cursos de Fisioterapia, Terapia Ocupacional e Fonoaudiologia da FMUSP ... 09
Ampliação e Restauração da FMUSP 09
Aquisição da "Unidade Sampaio Viana" (FEBEM) 11
Aspectos Financeiros: Fontes e Utilizações 12
Numerologia Acadêmica 14
Finalização 15

(APRESENTAÇÃO)

Neste relato darei um tratamento genérico à minha gestão como diretor da FMUSP, referindo-me à **Diretoria 94/98**. Essa atitude justifica-se por ser uma diretoria de grande abrangência[1], que necessariamente deve ter no seu exercício sempre um caráter coletivo. Muitos contribuem, alguns permanentemente, outros para cumprir tarefas de alta relevância num determinado período.

Há três cargos e funções cujos titulares devem necessariamente ser nominados porque exerceram ações notáveis para o progresso da instituição HC-FMUSP: o Prof. Dario Birolini, vice-diretor da FMUSP e presidente do Conselho Diretor do enorme e complexo Instituto Central do HC; o Prof. Irineu Tadeu Velasco, diretor clínico no HC e o Dr. Alberto Hideki Kanamura, superintendente do HC. Ao nominá-los, a Diretoria 94/98 expressa o seu reconhecimento pelas inestimáveis contribuições prestadas a toda a instituição. A Fundação Faculdade de Medicina (FFM) e a Fundação E.J. Zerbini (FZ) deram apoio à viabilização de várias iniciativas e realizações. Assim, a Diretoria 94/98 destaca as atuações dos dois diretores-gerais da FFM e dos dois presidentes da FZ.

Mas foram muito mais. Assessores, presidentes e membros de comissões, membros de conselhos e da Congregação. Diretorias, chefias, docentes e médicos. Funcionários da FM e do HC. Associações. E alunos.

Deve-se ressaltar a impossibilidade de delimitar os feitos da alta administração da Faculdade de Medicina (Diretoria e colegiados) em relação aos da alta administração superior do Hospital das Clínicas (Conselho Deliberativo, Diretoria Clínica e Superintendência), ambos, HC e FM, órgãos públicos unidos numa única missão e sigla: HC-FMUSP. Há ainda eventos apoiados pelas duas fundações, entidades de direito privado. São essas quatro instituições juridicamente separáveis entre si, mas interagem de tal modo íntimo no ensino, pesquisa e extensão, que todos os feitos e fatos de uma gestão não cabem em uma única fisionomia.

A Diretoria 94/98 teve sempre em mente algumas diretrizes, baseadas nos seguintes preceitos e premissas:

– manutenção da soberania da Faculdade de Medicina da Universidade de São Paulo sobre o Hospital das Clínicas;

– prevalência da concepção de que o Hospital tem caráter universitário, fundamentalmente compromissado com o ensino, com a pesquisa e com a tecnologia médica avançada;

– conscientização de que a assistência médica à comunidade é uma decorrência natural desse caráter universitário, o que qualifica o HC-FMUSP como Hospital de referência nacional, que investiga, enquanto ensina e assiste, e que presta assistência e ensina, enquanto investiga;

– necessidade de se conferir autonomia ao HC-FMUSP, para estabelecer as suas próprias carreiras, jornadas de trabalho e salários;

– preservação da integralidade do Complexo HC-FMUSP, composto de hospitais auxiliares e seis institutos[2], sob um único comando centralizado de cunho acadêmico/universitário, ainda que descentralizado quanto a receitas e despesas.

A Diretoria 94/98 elabora este relato visando às seguintes finalidades:

1) registrar as atividades mais relevantes desenvolvidas em função das propostas apresentadas quando da sua posse;

2) contribuir para com a próxima e as futuras gestões da Diretoria da FMUSP;

3) ser apreciada e avaliada pelos membros de todos os colegiados inseridos no nosso universo de atuação, para suscitar sugestões e propostas que possam engrandecer a instituição.

---

[1] O diretor da FMUSP exerce também a Presidência da Congregação e do Conselho Técnico Administrativo da FMUSP, a Presidência do Conselho Deliberativo do HC-FMUSP, a Presidência do Conselho Deliberativo do Hospital Universitário da USP, a Presidência do Conselho de Curadores da FFM e a Presidência do Conselho de Curadores da Fundação Pró-Sangue Hemocentro, além de ser membro do Conselho Universitário da USP. Durante a gestão 94/98, o diretor foi membro e depois presidente da Comissão de Atividades Acadêmicas (CAA) da USP.

[2] Os seis institutos são: Instituto Central (IC-HC), Instituto de Ortopedia e Traumatologia (IOT-HC), Instituto de Psiquiatria (Ipq-HC), Instituto do Coração (InCor-HC), Instituto da Criança (Icr-HC) e Instituto de Radiologia (InRad-HC), todos integrando um imenso complexo hospitalar que se denomina simplesmente HC e cujo nome completo é Hospital das Clínicas da Faculdade de Medicina da Universidade de São Paulo (HC-FMUSP).

Gerenciamento Administrativo do HC-FMUSP

Trata-se de uma iniciativa e realização cuja concepção foi anterior à posse da Diretoria 94/98 e defendida já no processo pré-eleitoral. As entidades que compõem o Complexo Hospital das Clínicas da FMUSP, bem como as fundações de apoio, devem ser gerenciadas por administradores profissionais. Essa postura tem sido empregada com sucesso em muitos centros avançados e competitivos e poderia ser assim resumida: os médicos, os docentes em geral e sobretudo os professores titulares desviam seu foco de atuação do ensino, pesquisa e assistência quando assumem funções puramente burocráticas e administrativas, exceto aquelas intimamente ligadas à academia. Não se deve confundir competência acadêmica ou médica com competência administrativa/hospitalar.

Nessa concepção, a Diretoria 94/98 pôde viabilizar na Superintendência do Hospital das Clínicas um administrador hospitalar. Foi uma atitude sábia. Nesses quatro anos, a administração superior do HC (Superintendência, Diretoria Clínica e Conselho Deliberativo) contribuiu marcadamente para que o HC-FMUSP, como **hospital público**, atingisse um patamar superior e invejável em nosso meio.

Alguns destaques são indispensáveis. Os indicadores de desempenho hospitalar melhoraram. Certificados "ISO" de qualidade foram conquistados pelo HC. A informatização prosseguiu mais célere. A rotatividade de funcionários essenciais decresceu em razão da valorização dos recursos humanos. Reformas para adequação e modernização dos institutos/departamentos do HC-FMUSP, bem como a finalização de obras, foram consumadas. O sistema de compras tornou-se mais ágil e correto. Inseridos na configuração universitária do HC-FMUSP, dezenas de ações e atuações ocorreram para elevar os pacientes à condição de partícipes da instituição de saúde. Ética e bioética, direitos dos doentes, responsabilidades legais e éticas dos profissionais de saúde e das instituições de saúde estiveram nas pautas da comissão ética do HC e da FMUSP e foram temas de debates e simpósios. Cerca de vinte convênios e parcerias foram firmados entre o HC-FMUSP e várias entidades públicas e privadas para melhor atender às quatro vertentes: ensino, pesquisa, assistência e formação de recursos humanos. O atendimento a conveniados, até uma certa e limitada parcela da capacidade instalada do HC, requereu adaptações físicas, necessitou de considerável persistência para mudar conceitos e comportamentos, mas foi sendo implantada com sucesso, conferindo melhor atendimento a todos os pacientes e maior adesão dos médicos ao HC-FMUSP. A obtenção de recursos sob forma de doações (*fund raising*) foi encetada.

Nenhuma dessas conquistas vieram como benesses. Criaram celeumas internas na instituição e suscitaram negociações árduas com o governo. Mas, no entendimento final, o HC-FMUSP foi sempre beneficiado.

No presente, a auto-estima institucional assemelha-se àquela dos anos 50 e 60.

Projeto Departamental de Metas Acadêmicas

A idéia sadia de se obter recursos com base em projetos sujeitos a avaliação posterior tem caráter universal. A FAPESP assim procede com postulantes a recursos para pesquisa. O projeto acadêmico de um departamento universitário é mais amplo porque deve abrigar as três ações da Universidade: pesquisa, ensino e extensão.

A Diretoria da FMUSP dedicou-se arduamente a implantar o projeto acadêmico como veículo para postular e obter recursos. Fez-se presente em todos os 16 conselhos departamentais da Faculdade, mostrou as diretrizes de como enfrentar o desafio da elaboração de um projeto de tanta complexidade e teve sucesso. Todos os departamentos apresentaram seus projetos de metas, que foram discutidos numa reunião memorável do Conselho Técnico Administrativo em setembro de 1995. Os frutos desse esforço foram colhidos já no ano seguinte e nos subseqüentes, visto que a FM está entre as unidades que mais receberam recursos humanos e materiais durante a gestão 94/98.

Deve-se lembrar, em adição, que, concomitantemente à solicitação de projetos e metas pela Diretoria 94/98, estava ocorrendo o processo de avaliação dos diversos departamentos da USP por meio de órgão central da Reitoria, a Comissão Permanente de Avaliação (CPA). Dessa forma, o projeto elaborado pelo departamento, em cotejo com a sua avaliação pela CPA, teve um mérito inquestionável: o de fazer o departamento meditar sobre si mesmo e elaborar propostas para o futuro.

CURRÍCULO NUCLEAR

Essa realização refere-se ao novo currículo médico da Faculdade de Medicina, que passou a ser composto por dois segmentos: a) o **segmento nuclear**, obrigatório para todos os alunos e correspondente a 70% da carga horária; b) o **segmento complementar**, de caráter eletivo, abrangendo iniciação científica, iniciação profissional, estágios e disciplinas optativas e outras atividades, correspondente a 30% da carga horária. O novo currículo assim desenhado – o núcleo e o complemento – ficou conhecido pela alcunha de Currículo Nuclear.

A proposta de um currículo nuclear com atividades obrigatórias e eletivas não é original. Ela já é praticada, com excelentes resultados, em várias unidades da USP e em outras universidades sediadas no Brasil e no exterior. Entretanto, teve um impacto revolucionário, quase uma rebeldia, em muitas áreas da Faculdade de Medicina. Essa idéia foi longamente exposta no discurso de posse da Diretoria em outubro de 1994 e foi sendo discutida e lapidada em seminários, oficinas e conferências promovidas pelo CEDEM (Centro de Desenvolvimento de Educação Médica), por solicitação da Diretoria, ao longo do ano de 1995. No primeiro semestre de 1996, o tema foi levantado pela Diretoria 94/98 em reuniões das congregações de três dos institutos da USP: o de Ciências Biomédicas (ICB), o de Química (IQ) e o de Biociências (IB). Ao mesmo tempo, foi apresentado e discutido em reuniões dos 16 conselhos departamentais da FMUSP e com os estudantes da Faculdade em reunião coordenada pelo CAOC. Finalmente constituiu-se em pauta de reunião extraordinária da Congregação, ocorrida em maio de 1996, a qual aprovou o Currículo Nuclear nas suas diretrizes gerais e na metodologia de trabalho.

Os trabalhos prosseguiram. Foi constituída uma comissão supra-departamental na FMUSP e interinstitucional na USP (FM, ICB, IQ e IB) para tratar de aspectos filosóficos e educacionais do novo currículo. Foram compostos também grupos de trabalho para tratar dos programas específicos interdepartamentais e interdisciplinares do segmento nuclear. Os sete programas estabelecidos nesse segmento foram os seguintes: Ciências Básicas da Medicina, Propedêutica, Medicina Geral e Especializada, Medicina Materno-Infantil, Medicina Comunitária, Comportamento Humano, Internato Médico. Formou-se, em adição, um grupo de trabalho para tratar do segmento complementar.

Um ano depois, em maio de 1997, após aprovação pelas Comissões de Ensino de Graduação dos três institutos básicos e da FM, a Congregação da FMUSP, novamente em reunião extraordinária, aprecia a proposta da comissão central e dos grupos de trabalho e: 1) aprova o novo currículo médico, do primeiro ao sexto ano, com os seus dois segmentos: o **nuclear** (70%), incluindo os sete programas acima mencionados, e o **complementar** (30%), com as atividades eletivas anteriormente discriminadas; 2) aprova, também, a nova grade curricular com os seus dois segmentos para os 1º e 2º anos da FMUSP; 3) aprova, finalmente, a implantação do novo currículo médico para o 1º ano a se iniciar em 1998, como de fato o foi.

O Currículo Nuclear é ágil e flexível, destaca a relação médico/paciente e resgata a convivência entre a "ciência médica" e a "arte médica". A programação é, necessariamente, interdisciplinar, interdepartamental e, por vezes, interinstitucional. Expõe os alunos mais precocemente às doenças e aos seres humanos doentes e, sobretudo, os torna mais críticos e mais capacitados ao auto-aprendizado.

REESTRUTURAÇÃO DEPARTAMENTAL

A Comissão de Atividades Acadêmicas (CAA) propôs, o Conselho Universitário aprovou e a Reitoria publicou a Resolução nº 4.264, de 03/05.96, que dispõe sobre estrutura departamental. Nessa Resolução, reafirma-se que cada departamento deve reunir um mínimo de 15 docentes, dois dos quais pertencentes à categoria de professor titular; que todos os departamentos deverão ser avaliados no mérito, independentemente do número de docentes; e que a Comissão de Atividades Acadêmicas, com fundamento na avaliação do departamento e no parecer da Congregação da unidade pertinente, proporá ao Conselho Universitário, em relação aos departamentos que não apresentam o número mínimo de docentes, fusão entre departamentos, extinção de departamentos, com redistribuição de seus recursos humanos e físicos, ou absorção de docentes por outros departamentos.

A idéia que a Diretoria 94/98 defendeu em vários plenários da Faculdade de Medicina, bem como no Conselho Universitário da USP e na Comissão de Atividades Acadêmicas, instituiria que a *célula-mater* da Universidade são os grupos de investigação. Na Faculdade de Medicina, juntamente com suas extensões no Complexo HC, poder-se-ia contabilizar duas ou mais centenas de grupos de investigação, visto o amplo espectro da pesquisa que podemos realizar, da bio-molécula à saúde comunitária. Incluiria, também, docentes oriundos dos cursos de Fisioterapia, Fonoaudiologia e Terapia Ocupacional.

De acordo com esse conceito, os departamentos tornam-se inexoravelmente organismos burocráticos e eventualmente chefiados por vocações administrativas. Juntando essas idéias e conceitos, na Faculdade de Medicina os departamentos poderiam ser poucos e grandes, abrigando cada um dezenas de grupos de investigação. Deve ficar claro que as palavras "investigação" ou "pesquisa" têm primazia na USP, enquanto Universidade, e na FMUSP, enquanto Escola Médica, para que uma e outra jamais sejam equiparadas às instituições que apenas transmitem conhecimentos e conferem diplomas de curso superior a seus alunos. Deve ser aceito, ainda, que a investigação propicia melhores ensino e assistência. No entanto, essas idéias ardorosamente defendidas ainda não prosperaram.

Mas há mais pensamentos e propostas a que a Diretoria 94/98 aderiu, com as quais contribuiu e que colocou em discussão na FMUSP. A reestruturação departamental traz em seu bojo dois conceitos, um geral à USP e outro específico ao HC-FMUSP. O primeiro conceito poderia viabilizar a figura do Professor Titular-Função como liderança de um grupo de investigação. O segundo, permitiria conferir ao médico do HC, líder de um grupo de investigação, o reconhecimento de Função-Professor Titular pela USP.

Outros tópicos do presente relato da Diretoria 94/98 abordam esse intricado, intrigante e indispensável relacionamento entre o HC e a FM.

PROGRAMA DE FIXAÇÃO DE MÉDICOS E DOCENTES NA INSTITUIÇÃO HC-FMUSP EM REGIME DE TRABALHO DE 40 HORAS SEMANAIS, COM OU SEM DEDICAÇÃO EXCLUSIVA

A Diretoria 94/98 está convicta de que esse Programa tem um significado da maior grandeza.

Ele possui duas raízes. A primeira, na premiação anual que vinha se fazendo há alguns anos a cientistas da FMUSP em função da sua produtividade. A segunda, no "plano de governabilidade" do HC-FMUSP, proposto pela sua alta administração e aprovado pelo Conselho Deliberativo, no qual o médico, ao optar pelo regime de 40 horas, assumia um compromisso sobretudo assistencial junto aos pacientes SUS e não-SUS.

Então, surgiu o Programa, mais amplo, mais universitário (pesquisa, ensino e extensão/assistência), mais comprometedor e mais sustentável financeiramente.

• *A SUSTENTAÇÃO FINANCEIRA*

Fez-se por meio de recursos fundacionais (FFM e FZ), utilizando-se uma regra, a "regra dos terços", em relação ao faturamento pelos serviços prestados ao SUS:
 – 1/3 da verba de 5% destinada à Diretoria da FMUSP;
 – 1/3 da verba de 10% destinada à Superintendência do HC-FMUSP;
 – 1/3 da verba de 7,5% destinada à Fundação Faculdade de Medicina, que, ao reduzir o seu custeio para 5%, mercê da economia resultante da fusão de serviços administrativos prestados pelo HC e pela FFM, geraria o terço da Fundação para o Programa.

Em reunião do Conselho Deliberativo de 24/06/97, cada partícipe apresentou a sua planilha de receitas/despesas. Foi possível, na época, estabelecer R$ 750.000,00/mês (setecentos e cinqüenta mil reais mensalmente) para sustentar o Programa, sendo R$ 500.000,00/mês (quinhentos mil reais mensalmente) para pagamento de salários e R$ 250.000,00/mês (duzentos e cinqüenta mil reais mensalmente) para pagamento de encargos.

• *O ESCALONAMENTO DA REMUNERAÇÃO*

Na mesma reunião foi estabelecido um teto financeiro discriminando a dedicação exclusiva e a não-exclusiva na jornada integral de 40 horas de trabalho semanais, bem como a titulação acadêmica dos docentes da Faculdade de Medicina e dos médicos do Hospital das Clínicas, sem distinção entre uns e outros.

Foi estabelecida uma comissão central, de início presidida pelo diretor da Faculdade de Medicina, para catalisá-la, e a seguir pelo presidente da Comissão de Investigação da Faculdade de Medicina e da Comissão Científica dos Laboratórios de Investigação Médica do Hospital das Clínicas. Várias simulações foram feitas e todas indicaram que dentro do montante previsto de R$ 750.000,00/mês poder-se-ia abrigar de 150 a 160 médicos/docentes no Programa.

A Comissão estabeleceu um formulário curricular a ser preenchido pelos candidatos ao Programa e instituiu duas vertentes:

a) criação de conhecimentos (predominantemente pesquisa);
b) transmissão de conhecimentos (predominantemente ensino e extensão/assistência).

Na vertente a foram abrigados cerca de quarenta médicos/docentes sob o critério de terem, em média, uma publicação científica por ano, de penetração internacional, nos últimos cinco anos. Na vertente b, mediante vários critérios julgados pertinentes, a Comissão designou postos às várias áreas de atuação do HC-FMUSP, abrigando 118 médicos/docentes. O Programa teve início em outubro de 1997, e em janeiro de 1998 acolhia 158 médicos/docentes.

• *A AVALIAÇÃO*

A Comissão do Programa sugeriu e o Conselho Deliberativo aprovou que os integrantes do Programa apresentassem um plano de trabalho de **caráter investigativo, que resultasse numa publicação de cunho acadêmico**. Em ambas as vertentes, nos vários níveis de titulação universitária, o plano de trabalho necessariamente deve dar resposta a uma pergunta investigativa. O HC-FMUSP é uma instituição universitária e, como tal, todas as atitudes, até mesmo o atendimento seqüencial e rotineiro de pacientes, devem estar inseridos em uma investigação.

Foi acordado que no primeiro trimestre de 1999 a Comissão irá avaliar todos os participantes do Programa à luz dos resultados obtidos na execução dos respectivos planos de trabalho, para então, e só então, propor modificações.

• *A CONTINUIDADE*

A Diretoria da Faculdade de Medicina considera:
que foi dado um passo gigantesco;
que esse Programa é irreversível;
que necessita ser aprimorado;
e, finalmente, que o instrumento de aprimoramento reside na avaliação e na cobrança de resultados dos **planos de trabalho** apresentados.

A Diretoria cuidou no último ano para que houvesse reserva financeira para, sob estritos critérios acadêmicos e universitários, ampliar o ingresso de novos médicos/docentes no Programa e/ou elevar o teto de pagamento dos que nele já estão e/ou, eventualmente, criar novas vertentes.

Pós-Graduação em Ciências

Trata-se de um pleito de muitos anos da Faculdade de Medicina. Muitas lideranças se envolveram no passado. Graças a iniciativas da Presidência da Comissão de Pós-Graduação da FMUSP, a Diretoria da Faculdade de Medicina pôde percorrer, com persistência e sucesso, a via de consolidação do curso de pós-graduação denominado Fisiopatologia Experimental para receber alunos não-médicos, bem como médicos que visassem ao diploma de doutor em Ciências, o qual independe da realização prévia da residência em Medicina. O curso teve início em 1996, e no momento o estão cursando 149 alunos.

Atualmente, portanto, a Faculdade de Medicina confere dois diplomas de pós-graduação: em Medicina e em Ciências.

Biotério Central

Em decorrência de contrato firmado entre a Companhia do Metropolitano de São Paulo–METRÔ e a Faculdade de Medicina da Universidade de São Paulo, em agosto de 1990, o METRÔ comprometeu-se a reconstruir e ampliar as instalações do Biotério Central da FMUSP, como ressarcimento das facilidades oferecidas pela Universidade de São Paulo para a construção da Estação Clínicas. Por falta de recursos, esse compromisso não pôde ser cumprido dentro do prazo previsto.

No atual governo de São Paulo, quando do anúncio público, em meados de 1996, de que as obras do METRÔ seriam reiniciadas, incluindo o prolongamento da linha verde, da Estação Clínicas até a Estação Vila Madalena, a Diretoria 94/98 da Faculdade e o coordenador do Biotério Geral da FM prontamente se movimentaram para fazer valer o compromisso anteriormente firmado. Foram necessários trocas de correspondências e diálogos com secretários de Estado para que uma verba adicional do Tesouro Estadual, além do empréstimo obtido junto ao BNDES, fosse alocada ao METRÔ para a construção do Biotério. Ao mesmo tempo, nomeou-se uma comissão para estudar a utilização dos grandes espaços do novo Biotério.

O Biotério está pronto, a comissão já deu as suas diretrizes gerais, os espaços são amplos e permitirão avançar na tecnologia do bioterismo como apoio indispensável ao ensino e sobretudo à pesquisa dependente de animais e tecidos para experimentação.

Centro de Desenvolvimento de Educação Médica (CEDEM)

O CEDEM pensa, investiga e assessora a FM em matérias de educaçãomédica, de graduação e pós-graduação estrita e ampla.

Na presente gestão, o CEDEM tem atuado em seis linhas de investigação, publicou 45 artigos especializados, organizou dezenas de oficinas, seminários, encontros envolvendo muitas Escolas Médicas e, em destaque, editou o livro *Educação médica* (44 colaboradores, 37 capítulos e 409 páginas), um sucesso pioneiro na educação médica latino-americana. Ministrou Didática Especial e Pedagogia Médica a cerca de 260 pós-graduandos.

O CEDEM teve uma origem intra-FMUSP. Expandiu-se em saberes pelo estado de São Paulo e pelo Brasil. Com forte apoio da Diretoria 94/98, internacionalizou-se por meio de convênios com centros avançados no exterior, ampliou-se no espaço físico, modernizou-se na metodologia operacional e prepara-se na criação de massa crítica intelectual, para consolidar grupos de investigação, integrar-se a um departamento ou constituir-se em um departamento: o de Educação Médica.

Reconhecimento dos Médicos do HC pela USP

Uma pretensão muito antiga e legítima do corpo médico do HC.

Os médicos do HC, tal como os docentes da FMUSP, criam e transmitem conhecimentos científicos e tecnológicos ao tempo em que se projetam em variadas atividades de extensão. Cumprem missões tipicamente universitárias no hospital-escola que é o HCFMUSP. São aproximadamente 1.200 médicos, dos quais 15% têm mestrado, 25% têm título de doutor e 10% são livres-docentes. Ambas as categorias profissionais, os docentes da FM (Universidade de São Paulo) e os médicos do HC (Secretaria de Estado da Saúde), cumprem funções de ensino, pesquisa e extensão, com iguais competências e no mesmo local de trabalho, o HC-FMUSP; mas os do HC recebem salários menores, não são gratificados pelos títulos acadêmicos que conquistam e não participam efetivamente de colegiados decisórios da FM. Os Laboratórios de Investigação Médica, um dos capítulos regimentais e de atuação do Complexo HC, abrigam proeminentes pesquisadores médicos, apenas vinculados ao HC. No discurso de posse da Diretoria 94/98, fez-se menção a esse conflito e assumia-se o compromisso de buscar soluções.

A primeira e prolongada iniciativa, sem sucesso, foi a de tentar obter para o HC, junto ao governo estadual, um regime jurídico diferenciado, do tipo Autarquia de Regime Especial, que se relacionasse com a USP como o Centro Tecnológico Paula Souza relaciona-se com a UNESP. A outra tentativa foi a de estudar para o HC o regime que se denomina Organização Social, na sua variante Organização Social Autônoma, que se adapta melhor a um hospital de cunho universitário. Esse modelo tem encontrado resistências de variadas naturezas.

Ao longo desse tempo, foi-se delineando a idéia de que os médicos do HC fossem reconhecidos pela USP. Foi-se configurando a imagem do docente "não-orçamentário" e não-efetivo, mas com direito a voz e voto em colegiados acadêmicos, acenando-se com a possibilidade de os acertos financeiros e salariais serem atendidos por recursos extraordinários.

Essa proposta de reconhecimento recebeu uma sinalização positiva da Reitoria, em visitas que o Pró-Reitor de Pesquisa e o Magnífico Reitor fizeram à Congregação da FMUSP, respectivamente em maio e agosto de 1998. Ressaltaram, entretanto, que o reconhecimento não deveria ser generalizado e que houvesse seleção baseada em critérios acadêmicos rígidos. O Jurídico da USP estuda as alternativas possíveis para propiciar o reconhecimento pretendido, em uma formatação acadêmica/jurídica adequada.

Note-se que essas iniciativas em andamento se compõem perfeitamente com o programa já instalado de fixação de médicos e docentes na instituição, conforme relatado anteriormente.

Cursos de Fisioterapia, Terapia Ocupacional e Fonoaudiologia da FMUSP

Em maio de 1995, o Magnífico Reitor da USP, a Diretoria da FM, a Chefia do Departamento de Clínica Médica e alguns docentes reuniram-se para estabelecer diretrizes visando a acelerar o desenvolvimento acadêmico dos cursos. A diretriz mais importante foi a de estimular a titulação universitária e, nesse sentido, a Pós-Graduação em Ciências, instalada na FMUSP (ver item VII), pôde facilitar esse desenvolvimento. Foi na Diretoria 94/98 que ocorreu o primeiro concurso para Livre-Docência, no âmbito da Fonoaudiologia. Entre as diretrizes constava a ampliação do Centro de Docência e Pesquisa situado na Cidade Universitária, o que foi cumprido na Diretoria 94/98. Obtida a massa crítica de docentes titulados nos níveis mais elevados da Academia, e feita a consolidação de linhas de investigação, vislumbra-se para os cursos a sua inserção na USP, como departamento ou unidade.

Ampliação e Restauração da FMUSP

Essa foi a tarefa mais intricada da gestão 94/98. Envolveu necessidades financeiras, diplomacia, cultura e bons propósitos de muitos. As providências iniciais foram orientadas pelos programas "Viva o Centro" e "Viva a Paulista", que não puderam assumir efetivamente a empreitada.

1) Ampliação

Houve dois momentos de carência de espaço na história da FMUSP.

O primeiro, em torno de 1970, quase quarenta anos após a inauguração do edifício "Arnaldo". Nessa época (1968-1972), a reforma universitária e a transferência integral ou parcial de departamentos básicos da FM para o Instituto de Ciências Biomédicas (ICB) puseram à disposição da casa cerca de 12.000 a 15.000 m², que foram sendo, paulatinamente, ocupados pelos Laboratórios de Investigação Médica (LIMs). Felizmente, a carência de espaço cresce exponencialmente em relação ao tempo. É um indicador de produtividade ascendente.

O segundo momento – a FMUSP já tombada, em 1981 – ocorreu na gestão 90/94 da Diretoria da FMUSP, quando então foram prolongados os 3o e 4o pavimentos na ala oeste-posterior do edifício da FMUSP e terminado o Instituto de Medicina Tropical II. Nessa época, o Condephaat, ao aprovar as pretensões da FMUSP, requereu um plano global de ocupação da área da FMUSP para ser julgado de uma só e definitiva vez, recusando-se a analisar obras pontuais e limitadas. O Condephaat considera a FMUSP, incluindo os Institutos Oscar Freire e Adolpho Lutz, bem como a Faculdade de Saúde Pública, obras da maior importância do nosso patrimônio histórico arquitetônico. Não aceita discutir pequenas construções "poluidoras", ainda que inadiáveis, que acabam somando grandes áreas desconexas à importância cultural e patrimonial da Faculdade.

Então, sob orientação da Reitoria, do Fundo de Construção da USP (FUNDUSP), da Comissão de Orçamento e Programa da USP (COP) e do Condephaat, as seguintes providências foram tomadas: levantamento topográfico preciso da área da FMUSP e cercanias; elaboração de esboço de projeto e memorial de conteúdo do que se chamou "Prédio Acadêmico" para abrigar ensino, ou ensino e pesquisa, ou ensino, pesquisa e extensão, além de ações administrativas, em comunhão com o prédio da FMUSP; solicitação de verba ao Fundo de Construção da USP (FUNDUSP), por meio da Comissão de Orçamento e Programa (COP), tendo sido concedida, em 1996, a importância correspondente a 1.200 m² de construção, que poderia ser alocada, ano a ano, até completar o total de 6.000 m²; encomenda ao FUNDUSP de um projeto de ocupação global, que foi elaborado e apresentado ao Condephaat para análise. Todas essas etapas foram integralmente cumpridas.

Surgiram, em seguida, dificuldades relativas ao conceito de convivência arquitetônica harmônica entre o antigo e o novo, que só puderam ser resolvidas mais tarde, imitando soluções já longamente utilizadas no Brasil e em outros países.

2) Restauração

O tempo e o uso prolongados, as ações incautas dos seres humanos, as infiltrações de líquidos e microorganismos (cupins), as modernidades e progressos tecnológicos e as carências de espaços levaram à degradação e transfiguração do edifício da FMUSP e dos seus entornos. Impunha-se, pois, a restauração, não apenas da fisionomia, mas também das ameaçadoras entranhas do prédio. Impunha-se, além disso, a demolição de certas áreas que, além de serem máculas à beleza arquitetônica, implicavam riscos aos nossos usuários e às nossas instalações de ensino e pesquisa.

Assim, sob essas imposições, deu-se início a uma jornada. A Diretoria recebeu o apoio do diretor do Museu Paulista da USP (ex-Museu do Ipiranga), que instruiu como se ter acesso ao Ministério da Cultura, que concede incentivos fiscais às pessoas físicas e jurídicas que contribuem para com a cultura e o patrimônio (lei Rouanet). Preparou-se um alentado documento sobre "Restauração da Faculdade de Medicina", explicitando como era e como está a nossa Faculdade e apresentando estimativas de custos. Foi convocada uma reunião extraordinária da Congregação da FMUSP para 05/06/98, na qual o ministro da Cultura, Professor Francisco C. Weffort, além de proferir conferência sobre "Cultura e desenvolvimento", confirmou o projeto aprovado em 02/06/98, de "Restauração da FMUSP", sob a proteção da lei Rouanet. Foi-nos possibilitado captar 6 (seis) milhões de reais. Nessa reunião estiveram presentes, entre outros, o secretário de Cultura do estado de São Paulo, o secretário adjunto do Ministério da Cultura, o presidente do Condephaat, o diretor do Museu Paulista da USP (representando o Magnífico Reitor), a Diretoria-Geral da FFM, o superintendente do HC-FMUSP, e o presidente da Associação dos Antigos Alunos da FMUSP. Foi um encontro memorável.

3) Conciliação entre ampliação (necessária e harmônica) e restauração (indispensável)

Aconteceu no Condephaat em 02/07/98. Estavam presentes a Diretoria da FMUSP, a Presidência e técnicos do Condephaat, arquitetos do FUNDUSP, representantes da Fundação Faculdade de Medicina e assessores da Superintendência do HC-FMUSP.

Acordou-se que a conciliação seria atendida mediante concurso público e nacional promovido pelo Instituto de Arquitetos do Brasil (IAB), sob edital formal, com prazos explicitados e júri constituído por pessoas notáveis indicadas pelo IAB, Condephaat, Faculdade de Arquitetura e Urbanismo, Ministério da Cultura e FMUSP/FFM. Foram 145 inscritos e 85 projetos. No dia 19/10/98, o júri proclamou o vencedor, que, além de premiado, obteve o direito de elaborar o anteprojeto, ouvindo os usuários da FMUSP quanto à ampliação e restauração.

4) Méritos atuais

Com a anuência do Condephaat, respaldado no concurso oficial e nacional, tem-se um projeto de ampliação e restauração e de ocupação global da área da FMUSP e cercanias. Nesse projeto, acena-se com a eliminação de obras espúrias que, embora necessárias, seriam abrigadas na ampliação, ao tempo em que dariam coerência estética ao conjunto.

O financiamento repousa em três fontes: a) quanto à ampliação, no FUNDUSP, cujo presidente, em reunião ocorrida em 03/08/98, acena com a possibilidade de propiciar o mesmo apoio financeiro ano a ano, correspondente a 1.200 m²/ano; b) na lei Rouanet de doação com base em incentivos fiscais; e c) em recursos orçamentários da USP e extra-orçamentários fundacionais.

5) Conclusões

Após quatro anos (94/98), é concedida autorização para que o prédio da FMUSP seja restaurado e ampliado. Obtém-se mais: as fontes possíveis de financiamento. E, finalmente, um anteprojeto que, respeitando a estética, as massas e os volumes que justificaram a premiação, irá apresentar soluções estruturais e instalações adequadas para atender àquilo de que os usuários necessitam para o exercício acadêmico.

Vale a pena ressaltar que a organização desse concurso propiciou à FMUSP a obtenção de um projeto com o aval do Condephaat, o que agilizará significativamente todo o processo de revitalização do nosso patrimônio.

Vencida essa longa etapa cultural, patrimonial e administrativa, é importante que se vá ao projeto executivo e à execução, antes que a FMUSP fique inexoravelmente limitada e deteriorada.

AQUISIÇÃO DA UNIDADE "SAMPAIO VIANA" (FEBEM)

Em 1992 tem início em ritmo rapidamente crescente a complementação salarial dos funcionários médicos e não-médicos do HC, pela FFM. Do faturamento SUS da Fundação, destina-se 40% à complementação salarial de mais de 8 mil funcionários e 10% para constituir um fundo de reserva trabalhista.

Em 1995, aceitando ponderações do curador de fundações, o Conselho de Curadores da FFM aprovou que cerca de 70% da reserva trabalhista fosse imobilizada para abrigá-la de eventuais percalços inerentes ao mercado financeiro. A transformação da reserva financeira em reserva patrimonial é uma proteção aos nossos funcionários e à própria Fundação. Nos anos subseqüentes, além de reafirmar-se o propósito da imobilização, foram sendo aditados outros três atributos à aquisição imobiliária: que tivesse liquidez, que fosse utilizável academicamente pelo HC-FMUSP e que fosse nas suas cercanias. A aquisição teria, portanto, de atender e abranger estes quatro aspectos: imobilização a médio prazo, liquidez, utilização e proximidade.

Vários imóveis foram examinados e descartados. Em outubro de 1997 começa a surgir no cenário imobiliário a Unidade "Sampaio Viana" (FEBEM), no bairro do Pacaembu, com área total da ordem de 46.000 m² e área construída de cerca de 7.500 m², da qual o governo de São Paulo iria se desfazer por leilão em futuro próximo.

A FFM, respaldada nas decisões programáticas anteriormente aprovadas, lastreada em pareceres jurídicos e embasada em laudo técnico favorável de empresa idônea de avaliação imobiliária, adquire o imóvel em julho de 1998 pelo preço mínimo estipulado pelo governo. Completa o pagamento. Obtém a isenção de taxas da Prefeitura de São Paulo por ser entidade filantrópica. Prepara toda a documentação pertinente. E, a seguir, lavra-se e registra-se a escritura. A partir de então, a FFM/FMUSP/HC torna-se proprietária do imóvel em questão.

Nesse percurso, entre julho e dezembro de 1998, principalmente nos meses de agosto e setembro, a Instituição FFM/FMUSP/HC foi agitada por inusitada comoção, com reflexos na USP e sua Reitoria, na Secretaria da Saúde, no gabinete do governador e na imprensa. Houve demissões e renúncias de curadores. Palavras como "legalidade", "legitimidade", "imprudência", "nulidade", "inutilidade", "constitucionalidade", "maquiavelismo", "improbidade", "oportunismo" e "maniqueísmo", bem como os seus respectivos antônimos, estiveram presentes nas falas, nos escritos e nas atitudes. Há ações na Justiça. Houve reuniões extraordinárias da Congregação. Convocou-se o Conselho Consultivo da FFM.

Havia, entretanto, a certeza de que a aquisição fora correta, lícita, feita de boa-fé, sem simulações e sem fraudes e, portanto, contaria com a aprovação irrestrita dos colegiados pertinentes, porque era boa, próxima, institucionalmente utilizável e com liquidez, como assim se queria. E dessa maneira manifestaram-se vários membros do Conselho Consultivo ao tempo em que desaconselharam, formalmente, o uso de qualquer via judicial no caso de se querer desfazer o negócio.

A casa é hoje proprietária da Unidade "Sampaio Viana". Poderá vendê-la (há candidatos a compradores); estabelecer parcerias (há candidatos a parceiros); utilizá-la (há candidatos a usuários). Ou poderá fazer, em proporções variadas, um tanto de cada uma dessas três possibilidades.

A Diretoria 94/98 considera que o imóvel adquirido deva ser progressivamente utilizado até a sua plenitude, desde agora até sempre. Considera, ainda, que a sua vocação é a de abrigar atitudes que não requerem internações hospitalares e que abrem ou ampliam frentes acadêmicas de natureza multidisciplinar. Poderá ser um notável centro médico universitário.

Aspectos Financeiros: Fontes e Utilizações

Não se fará um balanço técnico contábil/financeiro, receita e despesa que são zeradas a cada período fiscal, ativos e passivos sendo discriminados. A Diretoria 94/98 apenas informa sobre os recursos financeiros que estiveram à sua disposição no período e como foram utilizados.

1) Informações gerais

A instituição HC-FMUSP dispõe de várias fontes financeiras: a) recursos orçamentários do Tesouro do estado de São Paulo destinados ao HC e à FMUSP; b) recursos fundacionais (extra-orçamentários) por serviços prestados pela instituição, incluindo aqueles relativos ao Sistema Único de Saúde; e c) recursos, também extra-orçamentários, predominantemente vinculados a projetos oriundos de agências oficiais de fomento e de empresas privadas ou estatais.

A Diretoria 94/98 presta informações sobre as verbas predominantemente sob sua responsabilidade. No período, os recursos orçamentários USP/FM estiveram sempre quase totalmente comprometidos com pessoal e reflexos, restando apenas um pequeno percentual para despesas já compartimentadas em várias rubricas para promover a manutenção e o progresso. Entretanto, esses recursos compuseram com os de origem fundacional 5% da receita de cada uma das duas fundações (FFM e FZ), um total geral da ordem de R$ 28.800.000,00 no período 94/98, ou R$ 7.200.000,00 por 12 meses, sendo cerca de 28% de verba orçamentária USP/FM e 72% de recursos fundacionais. Do montante fundacional, aproximadamente um terço decorre da Fundação Zerbini e dois terços da Fundação Faculdade de Medicina. Acrescentem-se a esse total geral os auxílios propiciados pela FAPESP (módulos: biblioteca, informática, infra-estrutura e outros).

2) Recursos comprometidos

Entre as despesas fundacionais comprometidas à Diretoria 94/98, várias vieram de gestões anteriores. Todas foram honradas e algumas, ampliadas.

As despesas anteriores e atuais mais importantes são as seguintes:

– **Pessoal e reflexos.** No fim da gestão 90/94 e início da 94/98, eram 54 os funcionários fundacionais e, no final da Diretoria 94/98, são 55. Houve demissões e contratações novas, mas o número total manteve-se estável.

– **Benefícios aos funcionários da FMUSP.** São eles: cesta básica, vale-transporte, vale-refeição, educação (da alfabetização ao 2º grau), tratamento odontológico e outros, iniciados na gestão 90/94, continuados e ampliados na gestão 94/98, principalmente no setor educacional e odontológico.

– **Contratos de manutenção.** Relativos a vários equipamentos e sistemas que são renovados anualmente.

As despesas fundacionais comprometidas pela Diretoria 94/98, e inteiramente assumidas no seu período de gestão, são em essência duas:

– **O Programa de fixação de médicos e docentes na instituição HC-FMUSP** em regime de trabalho de 40 horas semanais, com ou sem dedicação exclusiva, já descrito no item VI do presente relatório. Ele abriga cerca de 160 médicos/docentes e tem sido sustentado pelos recursos da Diretoria oriundos da Fundação Zerbini.

– **Bolsas de internato.** Um assunto polêmico. A Diretoria 94/98 diligenciou, em vão, junto ao gabinete do governador, à Casa Civil do governo, à Secretaria de Ciência e Tecnologia, à Secretaria da Saúde, à Reitoria da USP e até junto à FAPESP para que as bolsas fossem mantidas com verbas do Tesouro do Estado, diretas ou indiretas. Por outro lado, a Diretoria 94/98 jamais achou que tais bolsas devessem ser pagas com recursos fundacionais. Os colegiados da FMUSP, do HC e do HC-FMUSP foram convergentes em certos aspectos e divergentes em outros, entre os dois seguintes extremos: educação médica em regime de internato (não necessariamente remunerada) ou força de trabalho sob supervisão no HC-FMUSP (não necessariamente gratuita).

Após uma curta interrupção, as bolsas de internato tornaram a ser pagas, no início do ano de 1998, com verbas da Diretoria, na sua vertente FFM.

3) Obras em geral

As obras tiveram, invariavelmente, um sentido acadêmico na visão da Diretoria 94/98. Foram feitas, sempre, compondo recursos orçamentários, extra-orçamentários fundacionais (FFM e FZ) e extra-orçamentários de outras fontes. Houve, também, comunhão de verbas fundacionais entre a Diretoria da FMUSP e a Superintendência do HC, em favor do HC-FMUSP, para que esse conjunto institucional se ampliasse física e funcionalmente em leitos e atendimento e obtivesse certificações de qualidade.

São cerca de uma centena de providências inseridas em obras civis, elétricas, hidráulicas, de informática, marcenaria, impermeabilização, exaustão, restauração, sistemas de ar-condicionado e outras, internas e externas ao edifício da FMUSP. A Diretoria 94/98 considera que, em uma instituição de ensino e pesquisa, um quadro de força elétrica sobrecarregado, uma infiltração, a falta de segurança, e assim por diante, são impedimentos à boa pesquisa e ao bom ensino. Aí está o sentido acadêmico acima referido.

Entre as várias obras, a Diretoria 94/98 destaca as discriminadas a seguir:

• *DE APOIO À PESQUISA*

– **Laboratórios de Investigação Médica (LIMs)**

A Diretoria anterior (90/94) criou novos espaços (ver item XII) e reequacionou a distribuição dos LIMs. A execução, com algumas variações, coube à gestão 94/98, numa seqüência que levou quatro anos para ser consolidada, e que pode ser assim resumida: liberação de uma área; preparo da mesma para um certo LIM; instalação desse LIM na área e, por consequência, liberação de uma nova área, e assim por diante, sucessivamente. Essa longa execução requereu paciência, complacência, perseverança e um tanto de autoridade e diplomacia para ser inteiramente cumprida.

Nesse rebuliço obreiro, a Diretoria 94/98 conseguiu devolver à FMUSP, totalmente liberado, o saguão central do 5º andar, com os seus belíssimos vitrais.

– **Biotérios Central e Periféricos**

O Biotério Central já foi comentado no item VIII. Referimo-nos, agora, aos vários biotérios inseridos nos LIMs, para servir a linhas específicas de investigação. Dá-se destaque a esses biotérios porque são investimentos indispensáveis ao progresso científico e, ao mesmo tempo, muito onerosos financeiramente.

• *DE APOIO AO ENSINO*

Investimentos consideráveis foram feitos no estabelecimento de amplo e moderno Laboratório para Estudo Interativo e Informatizado de Ciências Médicas, ("Salão de Bases"), na construção da nova Sala Pró-Aluno (programa coordenado pela Pró-Reitoria de Graduação da USP), na reforma e ampliação do Centro de Desenvolvimento de Educação Médica (CEDEM) e na restauração e atualização eletrônica de todos os anfiteatros da Faculdade.

• *DE APOIO À PESQUISA E AO ENSINO*

– **Biblioteca**

É o coração de qualquer instituição de ensino e pesquisa.

Foi uma reforma de porte e excessivamente demorada a ponto de suscitar pertinentes e constantes reclamações do corpo docente e discente. No visual ficou bem e funcional, não necessariamente bela. Entretanto, as reformas das entranhas provocaram infiltrações, riscos e danos ao acervo da biblioteca e à monumental fachada da FMUSP e, por isso, tiveram de ser refeitas, atrasando em muito a finalização da obra. Provocaram, em adição, decisões drásticas em relação à troca da equipe responsável por obras e reformas na FMUSP. Apesar dos percalços, a biblioteca ficou melhor, mais moderna e informatizada.

– Segurança

Cerca de 6 mil pessoas por dia circulam no edifício da Faculdade de Medicina, no período das 7 às 18 horas. O número de violações é elevado, e algumas foram violências bárbaras, sob coação de armas. A Diretoria 94/98 equacionou a segurança em três etapas: 1) cercar a área externa da Faculdade de Medicina para diminuir a acessibilidade e a quantidade de passantes; 2) limitar o número de portões para veículos; e 3) instalar catracas nas portarias principal e lateral do prédio.

As etapas já cumpridas requereram obras e aquisição de equipamentos eletrônicos para recepcionar e identificar veículos e pessoas nos portões e nas portarias, bem como confecção de crachás. A programática deve ser idêntica à utilizada no Hospital das Clínicas, visto ser volumoso, em sentido duplo, o trânsito entre o hospital e a faculdade.

O sistema de segurança a ser finalizado é essencial para a proteção do nosso patrimônio humano, material e cultural.

NUMEROLOGIA ACADÊMICA

Este relato deve conter alguns números para registrar a amplitude das atividades acadêmicas do HC-FMUSP no âmbito do ensino, pesquisa e extensão/assistência. São valores aproximados referentes à gestão compreendida no período de outubro de 1994 a outubro de 1998.

1) Graduação

A FMUSP oferece quatro cursos de graduação: de Medicina (175 vagas/ano), Fisioterapia (25 vagas/ano), Terapia Ocupacional (25 vagas/ano) e Fonoaudiologia (25 vagas/ano). No total, são matriculados 250 alunos por ano. Os cursos são avaliados sistematicamente. Na gestão 94/98, o curso de Medicina foi avaliado por comissão especial do Ministério da Educação e Cultura em 1995 e pela Comissão Interinstitucional Nacional de Avaliação do Ensino Médico (CINAEM) nos anos de 1996 e 1997, tendo recebido pareceres e conceitos elevados.

2) Pós-Graduação (senso estrito)
Dissertações de Mestrado 356
Teses de Doutorado 467

3) Pós-Graduação (senso lato)
Residência Médica 3.140
(Foram, em média, 785 matrículas na residência médica por ano.)
Cursos de média e longa duração 849

4) Concursos Acadêmicos
Livres-docências 66
Professores titulares 18

5) Pesquisa
Artigos científicos publicados em:
   – periódicos nacionais 3.600
   – periódicos internacionais 1.600
Trabalhos apresentados em eventos científicos:
   – nacionais 10.000
   – internacionais 2.400

6) Publicações Didáticas
Livros e capítulos em livros 1.200

7) Reuniões
Da Congregação da FMUSP:
- ordinárias 24
- extraordinárias 18
Do Conselho Técnico Administrativo da FMUSP:
- ordinárias 23
- extraordinárias 3
Do Conselho Deliberativo do HC-FMUSP:
- ordinárias 176
- extraordinárias 5
- ampliadas 4
Do Conselho Universitário 19

8) Assistência Médica (Complexo HC-FMUSP)
Como já explicado de início, os números abaixo são aproximados e referem-se ao período de outubro de 1994 a outubro de 1998.
Atendimento ambulatorial: 3.780.000
Atendimento de emergência: 1.140.000
Internações: 227.000
Cirurgias: 119.000

FINALIZAÇÃO

A Diretoria 94/98, na pessoa do seu diretor, manifestou-se em muitas oportunidades, fazendo menção a investimentos em "mentes e tijolos", cujo simbolismo é fácil de compreender. Este sumário de gestão – *Realizações, Iniciativas e Idéias* – não é um relatório formal, nem mesmo completo. Mas elenca alguns atos considerados mais relevantes. Atos de defender idéias, de ter iniciativas e de realizar coisas são apresentados no presente documento. Atestam as atenções que a Diretoria 94/98 deu às mentes que criam, organizam, transmitem, difundem conhecimentos e tecnologias e formam recursos humanos qualificados, bem como as atenções dadas aos meios necessários para que tais mentes pudessem melhor cumprir essas missões.

De fato, trata-se de um trabalho contínuo e sem fim, a que se dedicaram diretorias passadas, aplicar-se-ão a atual e as futuras Diretorias, e empenhou-se a Diretoria 94/98.

Professor Marcello Marcondes Machado
Diretor da Faculdade de Medicina
(de outubro de 1994 a outubro de 1998)

Faculdade de Medicina
Universidade de São Paulo
Hospital das Clínicas

Em 9 de abril de 1999.